À ma mère

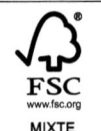

Florence Collins

Cancer, Panorama des solutions naturelles

Recueil de citations

Collection : « **Guérison du corps, Gaie raison du cœur** ».

© 2024, Florence Collins

Édition : BoD • Books on Demand GmbH, In de Tarpen 42, 22848 Norderstedt

(Allemagne)

Impression : Libri Plureos GmbH, Friedensallee 273, 22763 Hamburg (Allemagne)

ISBN : 978-2-3223-7560-8

Dépôt légal : Septembre 2024

Préface

Peu d'entre nous sont prêts à affronter le cancer, que ce soit pour soi ou pour un être cher. Je n'étais pas prête à voir ma mère mourir d'un cancer des poumons, et j'ai commis de nombreuses erreurs.

Ce livre est celui que j'aurais aimé avoir pendant sa maladie. Recueil de citations inspirantes, il aurait pu l'aider à choisir des conseils qui lui parlaient. Nous en aurions discuté, et je l'aurais accompagnée dans leur mise en place. Mais la vie en a décidé autrement, et j'ai perdu ma mère.

Depuis, j'ai beaucoup lu sur le cancer et synthétisé l'essentiel dans ce recueil de citations, avec l'espoir d'aider ceux qui sont touchés par cette maladie, ou qui souhaitent disposer de clés pour la prévenir.

Lisez, méditez et agissez selon ce que vous souffle votre cœur.

Avertissement

Merci de bien noter que, conformément à la législation française, le droit de diagnostic et de traitement des maladies est réservé aux seuls docteurs en médecine. Toutes les informations contenues dans ce livre sont destinées à informer, questionner, alerter ou donner des pistes au lecteur, mais elles ne peuvent, en aucun cas, remplacer une consultation ou tenir lieu d'avis médical.

Les solutions naturelles présentées dans cet ouvrage peuvent être utilisées à titre de prévention et / ou en accompagnement des traitements médicaux conventionnels. Toutes ces solutions ne font pas systématiquement consensus, ce qui convient à certains ne convenant pas forcément à d'autres. Chaque personne, chaque cas est unique. A vous de voir ce qui vous parle le plus. Dans tous les cas, ne jamais arrêter un traitement sans avis médical.

L'auteur ne saurait être tenu pour responsable des conséquences éventuelles d'une maladroite automédication, de l'application ou de la mauvaise interprétation d'une citation issue de ce livre.

La section Bibliographie liste, en fin de cet ouvrage, les livres dont sont issues les citations de ce recueil. Plus rarement, d'autres sources ont été utilisées, telles que des revues de santé, des sites web ou des publications universitaires.

Bonne lecture !

Clés de lecture

Cet ouvrage présente des citations relatives au cancer par ordre alphabétique, comme un dictionnaire. Il propose une lecture flexible, via une lecture in extenso de A à Z, une exploration libre au fil de vos questionnements, ou en profitant de la grille de lecture suivante et d'une sélection de quelques mots clés – voir ci-dessous - pour commencer votre découverte:

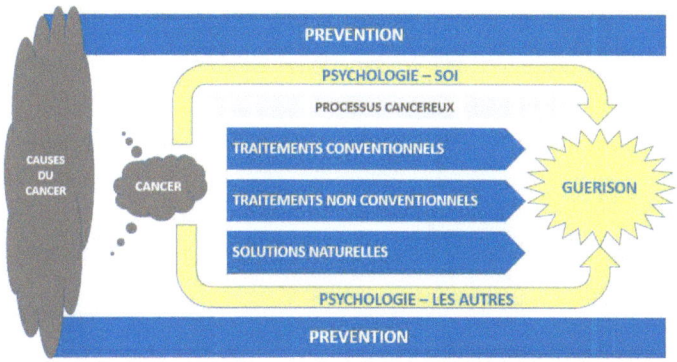

- **Prévention du cancer** : activité physique, ail, alimentation, amitié, antioxydant, curcuma, expression des sentiments, fibre, frugalité, fruits & légumes, habitude, hygiène de vie, jeûne, nutrition, pardon, positif, rire, soleil, sommeil,…
- **Origines du cancer** : alcool, alimentation, choc émotionnel, croyance, émotion, encrassement, enfance, environnement, intoxication, laitage, pilule contraceptive, pollution, radicaux libres, sédentarité, stress, solitude, tabac, toxine, héritage émotionnel, traumatismes, viande,…
- **Processus cancéreux** : après-cancer, annonce du cancer, biopsie, choix thérapeutique, dépistage, diagnostic, évolution de la maladie, initiation du cancer, mammographie, métastase, pronostic, récidive, rémission, statistique,…
- **Traitements conventionnels** : chimiothérapie, chirurgie, hormonothérapie, médicament, radiothérapie,…

- **Traitements non conventionnels** : acupuncture, aromathérapie, art, EFT, EMDR, gemmothérapie, homéopathie, huiles essentielles, hypnose, kinésiologie, massage, phytothérapie, psychothérapie, réflexologie, sonothérapie, transgénérationnel,…
- **Solutions naturelles** : alliacées, antioxydants, bain, barreur de feu, Breuss, carotte, désintoxication, drainage, eau, évacuation, fièvre, Gerson, hyperthermie, jus de fruits et légumes, minéraux, nature, oxygène, végétaux,…
- **Psychologie** : amour, bénéfices secondaires, blessure émotionnelle, blocage, but, changement, conflit, culpabilité, désespoir, désir de vivre, émotion, encouragement du malade, espoir, groupe, localisation du cancer, méditation, message, moral, paix, pensée, peur, rejet, relations, sens, symbolisme, travail sur soi,…
- **Guérison** : action, affirmation, auto-guérison, autonomie, changement, confiance, défenses immunitaires, écriture, espoir, foi, force vitale, gratitude, guérison, joie, libération des émotions, miracle, relations, responsabilité, soutien, visualisation,…

Et surtout, prenez activement votre santé en main … Ce cancer, en fin de compte, c'est vous qui le préviendrez ou le guérirez en renaissant à vous-même… Allumez ou ré-allumez votre flamme – en donnant un sens à votre vie -, nourrissez-la – de vrais aliments et de beaux sentiments -, nettoyez-la – de vos encrassements physiques, de vos conflits et de vos fausses croyances -, protégez-la – de vos jugements et des pollutions physiques et émotionnelles -, chérissez-la - vous d'abord ! -, et partagez-la – avec amour, parce que sans les autres il n'y a pas de vie…

Lisez, méditez et agissez selon ce que vous souffle votre cœur.

A comme... Alimentation

L'alimentation crue pourrait, selon certains experts, aider à prévenir et guérir certains cancers, en favorisant une régression tumorale et en apportant une énergie de meilleure qualité par rapport à une alimentation industrielle.

En revanche, une alimentation inadéquate, riche en produits raffinés, en graisses et en sucres, est considérée comme un facteur de risque majeur pour le développement du cancer.

Des aliments spécifiques comme les fruits et légumes de manière générale et certains produits fermentés sont également cités pour leurs propriétés anti-cancéreuses, contribuant à la prévention et à la réduction du risque de cancers.

Abandon

« La notion d'abandon, lorsqu'elle se répète à plusieurs reprises dans une vie, est un facteur que l'on retrouve fréquemment à la source de troubles profonds de la santé. Chez la femme, il n'est pas rare de la voir resurgir à l'origine de cancers de l'utérus ou du sein », Daniel Meurois et Anne Givaudan

« C'est cet abandon devant la vie qui joue un rôle important, interférant avec le système immunitaire, et peut, par des changements de l'équilibre hormonal, amener une augmentation de production de cellules anormales. Physiquement, il crée un climat propice au développement du cancer », Dr Carl Simonton & Stephanie Matthews Simonton

Acceptation

« Vaincre un cancer est affaire d'acceptation de ses émotions, d'apaisement au milieu d'un tumulte émotionnel et physique et de dépassement de soi », Min-Jung Kym et Dr Alain Toledano

« Accepter que l'on ait contribué à créer le mal qui nous ronge, ce n'est pas s'accabler de culpabilité. C'est comprendre que ce pouvoir créateur, nous pouvons aussi le mettre au service de notre guérison », Adeline Pasteur

Accompagnement du malade

« Sauf si le patient demande à rester seul, restez avec lui (ou avec elle) ; ayez beaucoup de contacts, et de contacts physiques, soyez proche de lui (elle), ayez des gestes de tendresse et de câlineries. Partagez ce que vous ressentez, sans penser qu'il faut changer ou dissimuler vos sentiments », Dr Carl Simonton & Stephanie Matthews Simonton

« Afin de réduire les effets psychologiques du stress, on peut mettre en œuvre des accompagnements psychologiques, thérapeutiques, psychothérapeutiques, et parfois des prescriptions médicamenteuses », Pr David Khayat

Acide

« Le cancer ne peut progresser que dans un environnement acide, dépourvu d'oxygène », Dr Anne Marie Giraud

« Pour réduire le terrain acide, on devra limiter les aliments suivants : les viandes et charcuterie (dans une moindre proportion les poissons). Les fromages. Les aliments sucrés et le sucre en excès en général (donc les desserts lactés sucrés). Les céréales raffinées comme le pain, les pâtes et surtout les viennoiseries et la biscuiterie. Les graisses saturées ou chauffées (fritures en particulier). Le blanc d'œuf. Le café et le thé noir. Les sodas et limonades (à cause du sucre et de l'acide phosphorique) », Dr Alain Dumas et Dr Éric Ménat

Acides gras

« L'équilibre en acides gras : c'est peut-être la première explication de l'incidence du cancer », Dr Dominique Georget-Tessier

« Les acides gras trans perturbent les fonctions cellulaires de l'organisme, affaiblissant leur capacité d'expulser les déchets et toxines. Ceci ouvre la porte aux maladies cardiaques, au diabète, au cancer, à l'immunité affaiblie et à l'obésité », Charlotte Gerson

« Lorsque la liste des ingrédients comprend le terme ´huile(s) végétale(s) hydrogénée (s)' ou ´partiellement hydrogénée(s)', on sait que le produit renferme des gras trans », Rémi Moha

« Les micronutriments connus pour la lutte contre le cancer sont [les] acides gras polyinsaturés », Dr Luc Bodin

Action

« Rien ne se manifestera dans ta vie tant et aussi longtemps que tu ne passeras pas à l'action », Lise Bourbeau

« La clé d'une vie en pleine forme et en pleine possession de tous ses moyens ne réside pas dans les gélules ni les bistouris, mais dans chacune de nos actions au jour le jour », Dr Antoine Piau

Activité physique

« L'activité physique diminue le nombre de tumeurs du sein et du côlon », Désiré Mérien

« Une activité importante de plus de 3 heures par semaine à un rythme normal à élevé, est associée à une réduction de la mortalité due au cancer de la prostate », Pr Michel Crépin

« Bénéfices de l'activité physique : [...] diminution de l'incidence du cancer du sein, du cancer du côlon, du cancer de l'endomètre », Dr Antoine Piau

Acupuncture

« Une séance d'acupuncture par semaine est effectuée entre chaque cure de chimiothérapie et pendant la radiothérapie. Cela permet d'atténuer les effets secondaires, d'optimiser l'efficacité des traitements, de gérer le stress ainsi que de stimuler l'immunité », Dr Dominique Georget-Tessier

« L'acupuncture a une réputation prouvée de bon contrôle de la douleur et de rétablissement accéléré après une chirurgie », Charlotte Gerson

« Acupuncture : seul outil thérapeutique capable d'éviter ou de traiter le syndrome main-pied (rougeurs et fourmillements dans les mains et les pieds), un effet secondaire possible de la chimiothérapie », Min-Jung Kym et Dr Alain Toledano

ADN

« Quand une cellule s'aperçoit que son ADN est muté, elle enclenche un processus de suicide, car en mourant elle évite d'être à l'origine d'un cancer », Pr David Khayat

« La vibration d'amour peut réparer l'ADN et donc avoir une action sur les cellules cancéreuses », Dr Anne-Marie Giraud

Adrénaline

« L'adrénaline (hormone du stress) augmente le nombre de cellules souches du cancer », Dr Julien Drouin

« La production continue d'adrénaline et de noradrénaline peut finir par modifier le code génétique. Et cette modification génétique peut induire des processus pro-cancer, dont l'activation de réactions inflammatoires, ainsi que l'inhibition des réactions immunitaires et du processus de réparation de l'ADN », Sylvie Beljanski

Affirmation

« Je recommande vivement une forme quelconque de méditation, de visualisation d'exercice ou d'affirmations positives le matin au réveil », James Van Praagh

« L'affirmation répétée en boucle grave la croyance dans le subconscient », Florence Scovel Shinn

« L'écriture d'affirmation est une technique très dynamique car le mot écrit a énormément de pouvoirs dans notre esprit. Choisissez une certaine affirmation, puis écrivez la 10 à 20 fois d'affilée en pensant réellement aux mots que vous écrivez. C'est une des techniques les plus puissantes que je connaisse, et pourtant l'une des plus simples », Shakti Gawain

Agressivité

« Pourquoi l'agressivité est-elle fondamentale ? Tout simplement parce qu'elle constitue notre puissance d'affirmation et d'action à l'état pur », Saverio Tomasella

« L'agressivité bien dirigée est la meilleure alliée qui soit », Daniel Desbiens

Agrume

« Agrumes : orange, mandarine, citron, pamplemousse contiennent des flavonoïdes anti-inflammatoires. Ils stimulent aussi la détoxification des cancérigènes par le foie », David Servan-Schreiber

« Le citron contient des métabolites secondaires [ ] qui ont la capacité de réduire la prolifération des cellules cancéreuses. De plus, ils permettent de contrer la croissance des métastases [des] cancers des voies digestives supérieures : cancer de la bouche, cancer de l'œsophage, cancer du pharynx, cancer de l'estomac ou encore cancer du côlon », Camille Sanchez

« La consommation régulière d'agrumes est associée à une réduction du risque des cancers de l'estomac et de l'œsophage », Dr Richard Béliveau

Aide

« Qu'elle nous vienne d'une seule personne ou d'un groupe, qu'elle vienne de notre conjoint, d'un thérapeute ou d'une amitié récente ou non, cette aide - là est inestimable », Dr Philippe Dransart

« Je peux aider quelqu'un en lui montrant le chemin vers le bien, mais je ne dois ni lui enlever son pouvoir de décision, ni le forcer au bien. Chacun doit trouver son chemin lui-même », Bruno Gröning

Ail

« L'ail a un effet protecteur contre le cancer de l'estomac et le cancer de l'intestin », Michel Cymes

« L'ail : excellent anticancéreux », Adeline Demesy

« Ail : antibactérien, antifongique, antiviral, anticholestérol, anticancer », Anne-Claire Mèret

Alcool

« L'alcool est un cofacteur de risque du cancer », Pr Michel Crépin

« Alcool et problèmes cellulaires ne font pas bon ménage ! », Dr Yann Rougier

« Cancer de l'œsophage : il est induit surtout par l'action irritative des boissons alcoolisées », Raymond Dextreit

Algue

« Plusieurs algues marines consommées couramment en Asie contiennent des molécules qui ralentissent la croissance du cancer, en particulier du sein, de la prostate, de la peau et du côlon », David Servan-Schreiber

« La phycocyanine restaure le sang, le foie, l'ADN. La phycocyanine est issue de la fraction hydrosoluble de la spiruline », Michel Dogna

Alimentation crue

« L'alimentation crue, instinctive, a pu permettre à des cancéreux de recouvrer un état de santé normal », Dr André Passebecq

« Tant de types de cancer ne résistent pas à des régimes crus », Leslie Kenton

« Des régressions tumorales ont pu être obtenues après des cures de trois mois d'une alimentation comportant exclusivement des végétaux crus, et cela sans qu'aucune carence n'en découle », Raymond Dextreit

« Une alimentation biologique à dominante crue apporte davantage d'énergie de qualité qu'une alimentation industrielle qui va au contraire prendre dans nos réserves énergétiques afin d'être digérée », Odile Chabrillac

« Une alimentation vivante peut dynamiser une progression rapide vers le bien-être, quel que soit l'âge de la personne ou le nom de sa maladie », Dr Christian Tal Schaller

Alimentation du cancéreux

« L'alimentation devient encore plus importante en présence d'une maladie comme le cancer », Anouk Lepage

« Alimentation adaptée au contexte d'une chimiothérapie en cours […] : alimentation vitale non dénaturée, riche en aliments antioxydants, intégrant de façon contrôlée un apport en produits lactofermentés, et apportant suffisamment de fibres et d'acides gras essentiels », Isabelle Pion

« Diminuant au maximum les apports de toxines alimentaires et de déchets en interdisant la suralimentation ; réduisant la consommation des produits d'origine animale : viandes (acide urique et purine), beurre, graisses animales, blancs d'œuf ; interdisant les conserves, charcuterie, légumes secs, produits congelés ou surgelés », Dr Philippe Lagarde

« En cancérologie, on devrait passer autant de temps à expliquer ce qu'il faut manger, qu'à expliquer une chimiothérapie », Pr François Goldwasser

Alimentation favorisant le cancer

« L'alimentation est responsable de 30% des cancers », Dr Laurent Chevallier et Claude Aubert

« L'alimentation est un facteur capital dans l'augmentation des risques de cancer », Dr Jean-Luc Amouretti

« Une alimentation plus saine et équilibrée permettrait d'éviter 100 000 cancers en France », Dr Yann Rougier

« Le sucre industriel, les aliments raffinés, l'excès de graisses (et leur provenance), le déséquilibre alimentaire sont des agents favorisants du cancer », Raymond Dextreit

« L'alimentation ne fait pas tout, loin de là, mais elle pourrait jouer un rôle important : les régimes trop carnés ou trop riches en sucre comme en graisse favoriseraient le cancer, tandis qu'une alimentation plus axée sur les légumes et les fruits, plus frugale aussi favoriserait la guérison », Dr Philippe Dransart

« Le procès de l'aliment moderne n'est plus à faire, il semble bien être la cause première de cet affaiblissement biologique qui se manifeste à la limite par le cancer, et d'une façon générale par la dévitalisation et la sénescence prématurée », André Mahé

« La majorité des cancers attribués à l'alimentation occidentale dégradée matérialise la disparition des habitudes alimentaires d'une société qui a perdu contact avec la notion même de l'alimentation », Dr Jean-Pierre Willem

« La 'westernisation' de l'alimentation des populations asiatiques ou africaines avec l'introduction de céréales raffinées, de boissons sucrées, sodas, s'associe à une augmentation des cancers », Dr Dominique Georget-Tessier

Aliments anti cancer

« En plus des fruits et des légumes, d'autres aliments tels que le thé vert, le vin ou le chocolat contiennent de fortes quantités de composés anti-cancéreux », Dr Jean-Pierre Willem

« Les flavonoïdes, que l'on retrouve dans les extraits de pépins de pamplemousse, ont une activité anticancer », Dr Julien Drouin

« Les aliments fermentés ont une action préventive et même inhibitrice sur certaines tumeurs cancéreuses », Paule Daudier

« Une consommation plus importante d'aliments contenant de fortes quantités de molécules 'anticancéreuses' (familles du chou et de l'ail, thé vert, petits fruits, agrumes, tomates, carottes), capables de cibler plusieurs facteurs impliqués dans la prolifération, la survie, la mort et la transformation de cellules cancéreuses, est essentielle pour parvenir à diminuer significativement les risques de certains cancers », Pr Michel Crépin

Alliacées (ail, oignon,...)

« Les alliacées (ail, oignon, ciboulette) et leurs cousins (poireaux, échalote) améliorent la détoxication du foie et de ce fait contribuent à protéger nos gènes des mutations », Guy Tenenbaum

« La consommation régulière d'alliacées (ail, oignons, poireau, échalote, ciboulette, livèche) contenant beaucoup de polyphénols et dérivés soufrés, permet de réduire les infections et l'incidence de différents types de cancers en stimulant particulièrement le système immunitaire », Pr Michel Crépin

« L'ail, les oignons et les poireaux (la famille des alliacées) figurent en tête des aliments les plus efficaces pour tous les cancers », David Servan-Schreiber

Aloe Vera

« L'Aloe Vera est utilisée pour traiter les dégâts de la peau dus à la radiothérapie », Fondation belge conte le cancer

« Aloe Vera : en gel ou en lotion, elle est très efficace pour soulager les brûlures, y compris celles induites par la radiothérapie », Élise Boghossian

« La chimiothérapie vide radicalement le système de ses nutriments nécessaires pour maintenir le corps en équilibre et en bonne santé. C'est là que l'Aloe Vera stabilisé a joué un de ses rôles les plus efficaces en tant que complément parfait à la chimiothérapie », Bill C. Coats

Amitié

« Vivre sans amis est aussi mauvais pour la santé que fumer régulièrement », David Servan-Schreiber

« Les gens qui comptent de nombreuses relations sont moins susceptibles de souffrir d'un cancer », Dr Kelly A. Turner

« Nous sommes souvent trop exigeants envers nous-mêmes. Essayons d'être, pour nous-mêmes, un ami bienveillant, celui qui dit stop quand il sent que nous devons nous arrêter », Élise Boghossian

Amour

« Le cancer ne pourrait-il pas être une maladie induite par un manque d'amour voire d'un amour toxique qui fait souffrir ? Dans cette hypothèse, la meilleure thérapeutique ne serait-elle pas la recherche de l'amour inconditionnel, le vrai, à trouver en soi et avec les autres en faisant preuve de bienveillance, de compassion, d'empathie et de tolérance ? », Dr Anne-Marie Giraud

« Un système immunitaire trop affaibli pour accomplir son travail comme il le doit est l'indice d'une personne étant très affaiblie par son manque d'amour envers elle-même et dont sa haine d'elle-même est plus forte que son amour », Lise Bourbeau

« Nous sommes atteints de ces maladies ou souffrons de ces douleurs car notre corps veut nous indiquer qu'il faut nous occuper davantage de nous-mêmes, mieux nous traiter ou encore choisir une voie qui nous est personnelle », Siranus Sven Von Staden

« Beaucoup de gens tombent malades, par manque d'amour. Parce qu'ils n'ont que de la douleur et de la frustration », Dr David Hawkins

« Toute maladie, tout malheur, vient de la violation de la loi de l'amour », Florence Scovel Shinn

« L'amour qu'on reçoit aide le corps à guérir », Dr Kelly A. Turner

« La générosité, l'amour et la gratitude sont des puissants facteurs de guérison, ne serait-ce que parce qu'ils ouvrent la porte de la confiance », Dr Philippe Dransart

Amygdale

« L'ablation des amygdales pourrait avoir des conséquences particulièrement désastreuses, étant donné leur rôle protecteur contre le processus cancéreux », Raymond Dextreit

« Les amygdales : elles sont un poste de combat avancé du système immunitaire, et certainement pas une erreur de l'évolution », Dr Antoine Piau

Anémie

« L'anémie peut parfois représenter un état précancéreux », Michel Dogna

« L'anémie secondaire à la chimiothérapie est intriquée avec les autres grandes causes d'anémie associées au cancer. L'huile essentielle de Ravintsara limite cette toxicité hématologique », Dr Anne Marie Giraud

Angiogenèse

« Les tumeurs sont irriguées par des capillaires sanguins (angiogenèse) qui leur apportent des nutriments ; les composés des huiles essentielles comme les terpènes et certains polyphénols sont susceptibles de diminuer et d'empêcher la formation de ce réseau sanguin approvisionnant la tumeur », Dr Anne Marie Giraud

« Nous observons une capacité importante de la tumeur à créer un réseau sanguin développé et complexe (par angiogenèse) qui va lui permettre de s'alimenter, vu ses besoins accrus, notamment en hydrates de carbone », Drs Idir & Salim Laïbi

« Lorsque les cellules deviennent cancéreuses, l'angiogenèse s'emballe, d'où prolifération de la tumeur et dissémination dans l'organisme », Dr Philippe Lagarde

Anniversaire

« Certains cancers paraissent liés à une identification inconsciente familiale : une loyauté invisible à quelqu'un d'important pour le malade se marque souvent par un syndrome d'anniversaire », Anne Ancelin-Schützenberger

« L'anniversaire, une date inscrite sur le corps », Pierre Hammond

Annonce du cancer

« La façon d'annoncer un cancer conditionne l'avenir de la patiente [(du patient)] », Dr Valérie Foussier et Dr Patrick Tubiana

« L'annonce du diagnostic de cancer peut déclencher, à elle seule, un syndrome de stress post-traumatique », Dr Julien Drouin

« Ignatia 15 CH (1 dose le matin) et Staphysagria 15 CH (1 dose le soir) à prendre pendant quatre ou cinq jours. Ils permettront la digestion du choc émotionnel », Dr Luc Bodin

« La plupart des gens atteints de cancer meurent aujourd'hui d'une peur panique. Or, cette panique absolument superflue est d'origine iatrogénique, c'est-à-dire qu'elle est provoquée par des médecins, dont les pronostics pessimistes déclenchent de nouveaux chocs, de nouveaux cancers, immédiatement baptisés métastases par la médecine classique », Dr Geerd Hamer

« L'annonce est aussi le prélude à la reconstruction. L'annonce doit aussi permettre de proposer une perspective aux patients, une issue pour se battre », Min-Jung Kym et Dr Alain Toledano

Antioxydant

« Les antioxydants naturels non seulement protègent des effets toxiques de la radiothérapie et de la chimiothérapie, mais ils augmentent aussi l'efficacité de celles-ci à détruire les cellules cancéreuses », Maurice Nicole

« Les antioxydants, 'piégeurs' de radicaux libres, constituent l'une des forces de frappe de la prévention », Georges Pinque

« Une cellule cancéreuse, contrairement à une cellule saine, est déficiente en deux enzymes antioxydantes majeures, la catalase et le glutathion peroxydase », Maurice Nicole

« Les aliments les plus riches en antioxydants sont les carottes, les légumes à feuilles vertes, les baies, les agrumes, les pommes et le thé vert biologique », Fred Evrard

« Les aliments les plus riches en antioxydants sont tous issus de milieux végétal », Rémi Moha

Anxiété

« Les patients ayant des tumeurs à croissance rapide [sont] moins capables de se défendre contre l'anxiété », Lawrence LeShan

« Grâce aux bienfaits de la musique sur le taux de cortisol (l'hormone 'du stress'), la musique va venir diminuer le niveau d'anxiété ressenti par le patient », Min-Jung Kym et Dr Alain Toledano

Apoptose

« Une cellule saine a une durée de vie limitée et variable selon les tissus, au terme de laquelle elle meurt ; c'est le mécanisme d'apoptose, auquel échappent les cellules cancéreuses », Isabelle Pion

« Le suicide (ou apoptose) est la meilleure défense de l'organisme contre le risque lié aux mutations génétiques, et donc contre le cancer », Pr David Khayat

« Une apoptose insuffisante a pour résultat la prolifération incontrôlée des cellules - le cancer », Dr Hiromi Shinya

« Un mélange spécifique d'extrait de Pao Pereira, de Rauwolfia et de Ginkgo doré [provoque] l'apoptose ou mort des cellules cancéreuses chez de nombreux patients atteints de divers types de cancer », Sylvie Beljanski

Après-cancer

« Se projeter dans 'l'après', aussi, est une excellente manière d'entrer dans la démarche de guérison. Pour s'accrocher à la vie, il faut être intimement persuadé que ce que l'on vivra par la suite sera lumineux, joyeux et incroyablement libérateur. Il faut aussi se convaincre de mériter toute cette joie, ce qui n'est pas une mince affaire, car si on en arrive à vivre un cancer, c'est qu'on a une tendance marquée à imaginer que notre réalité est toujours moins importante que celle des autres », Adeline Pasteur

« Pour près des deux-tiers des patients, l'après-cancer se révèle plus difficile que le traitement en lui-même », Gersende Bargine et Philippe Gourdin

« Le processus de guérison ne suffit pas. Si vous ne modifiez pas votre vie après le traitement, si vous n'écoutez pas ce que votre corps vous dit, les symptômes réapparaîtront sous la même forme ou sous une autre », Siranus Sven Von Staden

Argile

« Quand tout a été tenté, que tout semble compromis, un espoir subsiste toujours : l'argile », Raymond Dextreit

« Les compresses de boue d'argile aident à soulager les inflammations 'sensations chaudes' autour [...] des tumeurs », Charlotte Gerson

« Pansement gastrique : les brûlures seront mieux calmées par de l'argile verte ou de l'eau argileuse, que les pansements gastriques qui contiennent souvent de l'aluminium (toxique) », Dr Luc Bodin

Aromathérapie

« L'aromathérapie présente ces particularités, de booster notre système immunitaire, de favoriser l'apoptose cellulaire », Dr Anne Marie Giraud

« L'aromathérapie va être d'une grande aide pour les effets secondaires cutanés. Deux huiles essentielles sont particulièrement reconnues pour traiter les brûlures [ ] : la lavande aspic est la principale huile essentielle utilisée pour les brûlures. Elle est cicatrisante et analgésique. Le niaouli possède des propriétés radio-protectrices », Dr Alain Dumas et Dr Éric Ménat

Art

« Chanter, danser, écrire, peindre, jouer de la musique ou la comédie sont autant de moyens d'expression des émotions, générateur de joie et d'outils 'santé' », Dr Julien Drouin

« La musique est un vecteur naturel pour l'expression des émotions, qu'elles soient positives ou négatives », Min-Jung Kym et Dr Alain Toledano

Asiatonic

« Dans l'arsenal des produits anti-tumoraux, nous disposons d'un remède exceptionnel, appelé Asiatonic. Il s'agit d'une plante chinoise appelée Scarcandrae glabra », Dr Jean-Pierre Willem

« Asiatonic : il induit l'apoptose (mort programmée des cellules cancéreuses) [et] il neutralise les effets secondaires générés par la chimiothérapie, dont la chute des plaquettes (thrombo-cytopénie) et des globules rouges », Michel Dogna

Assis

« La quantité de temps passé assis avant le diagnostic du cancer influe sur le risque de décès », Susan Gilchrist (Université du Texas)

« Il ne suffit pas d'être simplement actif, il est également important de s'asseoir moins », Graham Colditz

« La sédentarité a un impact négatif sur les cancers mêmes chez les personnes actives physiquement. Cela implique qu'il faut limiter au maximum le temps passé assis si on veut prévenir le cancer », Université de Regensburg

Auto-guérison

« La guérison vient de la nature, non du médecin », Paracelse

« Seul le corps peut se guérir. En tant que médecin, je crée un espace pour que cette guérison se produise », Dr Hiromi Shinya

« La seule véritable guérison est l'auto-guérison », Claudia Rainville

« La première médecine au monde, c'est la réponse naturelle du corps malade. Ce sont les processus d'auto guérison de l'organisme », Dr Yann Rougier

« La capacité d'auto guérison étonnante du corps est tristement négligée et ignorée même dans la médecine allopathique », Charlotte Gerson

« Nous sommes paradoxalement victimes des formidables succès de la médecine occidentale : la chirurgie, les antibiotiques, la radiothérapie sont des avancées extraordinaires, mais qui nous ont fait oublier le pouvoir de guérison propre au corps », David Servan-Schreiber

Autonomie

« Le maximum de chances de guérison a toujours été parmi ceux qui se prennent en main et choisissent l'autonomie plutôt que l'assistanat », Michel Dogna

« Encouragez les efforts du patient à se prendre en charge. Beaucoup de membres d'une famille se dépêchent pour tout faire à la place du patient, leur niant l'occasion de s'occuper d'eux-mêmes », Dr Carl Simonton & Stephanie Matthews Simonton

> **B comme... Blessures émotionnelles**
>
> Les blessures émotionnelles, souvent issues de traumatismes passés ou héritées de nos ancêtres, jouent un rôle crucial dans le développement de maladies, selon divers experts. Ces blessures, liées à des sentiments d'injustice, de rejet ou d'abandon, sont perçues comme des blocages émotionnels et énergétiques qui se manifestent parfois sous forme de problèmes physiques.
>
> Pour une guérison complète, il est donc essentiel de reconnaître et de traiter ces blocages.

Baies

« Fruits rouges : fraises, framboises, myrtilles, mûres, airelles [...] stimulent les mécanismes d'élimination des cancérigènes et inhibent l'angiogenèse [et] facilitent aussi l'apoptose des cellules cancéreuses », David Servan-Schreiber

« Mûre blanche : elle fait partie des 'super fruits' de la pharmacopée chinoise », Élise Boghossian

« Les baies rouges sont des concentrés d'antioxydants dont les bienfaits sont largement démontrés », Dr Alain Dumas et Dr Éric Ménat

Bain

« Les bains complets (à 38°) donnés [...] d'une manière continue (2 à 3 semaines) apportent des améliorations importantes [...] dans les cancers inopérables », Pierre-Valentin Marchesseau

« Le tissu tumoral ne peut pas survivre dans des températures élevées alors que les tissus d'un corps normal les tolèrent facilement. Pour améliorer cet effet, le patient est immergé dans un bain chaud (hyperthermie), qui augmente la température corporelle totale, développant chez le patient une 'fièvre' », Charlotte Gerson

« Sauna, hammam et bain chaud : les contre-indications sont strictes, ce sont la fatigue, la faiblesse cardio-respiratoire et les baisses de tension artérielle », Dr Luc Bodin

Barreur de feu

« J'ai connu des patients atteints de cancer à qui leur radiothérapeute disait : compte tenu des effets secondaires sévères et en particulier des brûlures de l'épiderme, je vous demande d'aller consulter un barreur de feu », David Servan-Schreiber

« Les brûlures soignées par un barreur de feu présentent un aspect et une cicatrisation bien supérieurs à tout traitement médical », Natacha Calestrémé

« Recours à un coupeur de feu pendant mes 30 séances de radiothérapie ; pas de brûlure », témoignage anonyme recueilli par Dr Anne-Marie Giraud

Bataille

« Le chercheur britannique Stephen Greer a interviewé un groupe de femmes trois mois après qu'elles ont subi des mastectomies pour chercher à comprendre comment elles y faisaient face. Après 5 et 10 années, 80 % des combattantes, mais seulement 20 % des désespérées, avait survécu », Beata Bishop

« Quand j'ai décidé de me battre pour ma vie, j'ai choisi d'être ma première source d'attention. Si je voulais survivre, je devais être mon premier supporter car le soin prend racine d'abord en soi », Guy Tenenbaum

« Pensez au cancer comme s'il était fait de cellules très faibles et faciles à détruire. Souvenez-vous que le corps détruit les cellules cancéreuses des milliers de fois durant une vie normale », Dr Carl Simonton & Stephanie Matthews Simonton

« Statistiquement, il s'avère que ceux et celles qui s'en sortent le mieux sont les dissidents de la pensée unique, qui refusent de déléguer la responsabilité de leur santé, et qui sont décidés à éradiquer sans pitié les paramètres toxiques de leur vie », Michel Dogna

Beauté

« Il n'est pas nécessaire d'avoir un cancer pour commencer à prendre sa vie vraiment au sérieux, ni pour en percevoir la beauté. Au contraire : plus nous sommes proches de nos propres valeurs et sensibles à la beauté vibrante de l'existence, plus nous nous donnons de chances d'être protégé de la maladie, et aussi de jouir pleinement de notre passage sur terre », David Servan-Schreiber

« La beauté est le plus grand besoin du corps émotionnel. Assure-toi de t'entourer seulement de biens que tu trouves beaux en te souvenant que la ´beauté ´ n'est pas synonyme de ´cher´ », Lise Bourbeau

Bénéfices secondaires du cancer

« Le cancer, lorsqu'il n'est pas trop grave, qu'il est bien pris en charge et que [le] malade a de la ressource, est un étonnant accélérateur de vie. Il nous débarrasse de ce qui était trop lourd à porter, nous force à accepter l'évidence, précipitant prises de conscience et renoncements », Géraldine Dormoy

« Le cancer m'a permis de devenir moi », Sarah Pébereau

« Cette maladie est le signal pour la réconciliation, pour l'unité de tout ce qui vit… en moi et à l'extérieur de moi », Nadine Sarrion

« Le cancer a fait naître en moi une nouvelle sensibilité qui m'aide à décoder le monde d'une autre manière et me rend plus perspicace », Isabelle Guyomarch

« Le cancer, comme d'autres maladies, provoque des séismes dans notre existence. Mais il rend aussi propice une pause pour faire le point sur qui on est, sur la vie, sur nos aspirations. C'est parfois un temps idéal pour remettre les pendules à l'heure », Agnès Baroncini

« Le cancer ne vient-il pas nous interpeller pour nous faire comprendre qu'il faut changer notre façon de fonctionner, de sortir de notre mal-être pour aller vers un mieux-être, afin de retrouver la joie de vivre et l'apaisement de notre âme? », Dr Anne-Marie Giraud

Besoin

« Les gens qui ignorent continuellement leurs propres besoins émotionnels en payent le prix physiquement. La bonne santé, au contraire, résulte du fait de faire attention à vos besoins - mentaux, physiques et émotionnels - et puis de traduire cette prise de conscience en action », Dr Carl Simonton & Stephanie Matthews Simonton

« C'est parce que j'ai voulu rester fidèle à mes loyautés, en dépit de mes besoins réels, que j'ai semé en moi les graines du cancer. Je me trahissais chaque jour un peu plus, parce que je nourrissais la conviction qu'être soi-même est incompatible avec le fait d'être aimée, considérée et respectée par les autres », Adeline Pasteur

« Notre âme a faim et elle a besoin de vibrer. Nourrissez-vous de ce qui résonne en vous, qu'il s'agisse de la nature, d'une œuvre d'art, d'une lecture ou d'un moment de silence », Dr Philippe Dransart

Bêtacarotène

« Le bêta-carotène augmente la production de lymphocytes T4 et NK (Natural Killers), qui sont des globules blancs circulants, très actifs contre le cancer », Dr Luc Bodin

« Bêta carotène: antioxydant puissant, non pas en tant que pro vitamine, mais par sa molécule elle-même. Ces charges électriques détruisent la substance mucoïde qui protège les cellules malignes et inhibe l'action antitumorale des lymphocytes », Georges Pinque

Bien-être

« La musique stimule les hormones impliquées dans le bien-être et fait produire à notre cerveau sérotonine et dopamine, deux neurotransmetteurs liés au plaisir », Min-Jung Kym et Dr Alain Toledano

« Une personne dont les pensées sont dirigées positivement éprouve un sentiment de force et de bien-être et sa santé s'en trouve stabilisée », Friedrich Retlow

Big Pharma

« Dans une société capitaliste, tout est un business. Celui du cancer est aussi immense que convoité », Géraldine Dormoy

« La chimiothérapie est surtout prônée par les chimiothérapeutes et par les laboratoires. Et pour cause : ils en vivent. Si j'avais une tumeur, je n'irais pas dans un centre anticancéreux », Pr G. Mathé

« Ce sont des intérêts financiers gigantesques qui permettent d'expliquer que la vérité scientifique soit encore aujourd'hui trop souvent occultée : 85 % des chimiothérapies sont contestables, voire inutiles », Pr Henri Joyeux

« Tout produit naturel donnant de meilleurs résultats que le médicament synthétique est perçu par les compagnies pharmaceutiques comme une attaque frontale à l'encontre de leur empire économique », Sylvie Beljanski

Biopsie

« La répétition des actes biopsiques, au-delà du risque infectieux aigu, entretient des problèmes inflammatoires susceptibles de 'favoriser' l'évolutivité de la cancérogenèse », Dr Alain Dumas et Dr Éric Ménat

« Même lorsque la biopsie affirme le cancer, plus de 80% des tumeurs malignes de la prostate sont limitées en dangerosité », Dr Nicole Delépine

« En dehors des risques mécaniques de la biopsie selon où elle est pratiquée (hémorragie, perforation, ensemencement de la cicatrice, etc.), le risque majeur reste un essaimage et surtout la possibilité de déclencher une flambée évolutive », Dr Philippe Lagarde

Blessure émotionnelle

« Réfléchissez à la blessure émotionnelle (injustice, rejet, abandon, humiliation, trahison) mise en évidence par cette maladie. Elle est la réplique d'une autre (plus importante) qui s'est déroulée durant votre enfance ou que vous avez hérité de vos ancêtres », Natacha Calestrémé

« Dans l'immense majorité des cas, c'est une blessure d'amour (trop, pas assez, mal donné…) qui se cache derrière ces blessures de l'âme», Dr Yann Rougier

« Celui qui s'applique à la vengeance garde fraîches ses blessures », Francis Bacon

« Les gens qui nous blessent ou qui nous dérangent nous aident à prendre conscience de nos blessures et nous indiquent ce sur quoi il faut que nous travaillons pour cicatriser et mieux avancer », Patricia Darré

Blocage

« 'Maladie' équivaut à 'blocage' », Dr Kelly A. Turner

« Un blocage émotionnel égale un blocage énergétique dans le corps, et un blocage énergétique fait surface de bien des façons, y compris sous forme de problèmes et de douleurs physiques. Sur la base de notre expérience, nous pensons que la quasi-totalité des ´problèmes physiques' trouvent leurs racines dans une cause émotionnelle », Gordon stokes & Daniel whiteside

« L'endroit où le corps choisit de créer son blocage n'est pas anodin. C'est justement par ce biais que le corps tente de signaler le mal être de son hôte », Sandrine Muller-Bohard

« Évacuer [le] blocage empêchera la maladie de revenir », Natacha Calestrémé

« Les seuls obstacles à la santé, à la beauté, à l'énergie, à la vitalité et à la joie proviennent des blocages que nous nous sommes créés et des résistances à la générosité de la nature que nous nous sommes érigées par peur et par ignorance », Shakti Gawain

Boisson

« [Pendant les traitements : chirurgie, radiothérapie, chimiothérapie] : assurer une forte diurèse par des boissons abondantes en l'absence de nausées. Si les nausées sont présentes, l'hydratation se fera surtout par voie veineuse », Pr Henri Joyeux

« Deux heures après la séance de chimiothérapie, il est utile de boire lentement une tasse de tisane au gingembre ou de bouillon avant une première collation », Élise Boghossian

« Le thé, de par ses propriétés médicinales, est la boisson idéale pour prévenir le cancer », Jean Pélissier

« Ne pas boire de liquide très chaud : les Japonais détiennent le record des cancers de l'œsophage parce qu'ils absorbent leur thé bouillant », Georges Pinque

Bonheur

« Si ta vie ne se déroule pas comme tu le souhaites, dans le bonheur et la paix intérieure, tu sais automatiquement que tu n'écoutes pas le plus grand besoin de ton âme, soit celui de t'aimer », Lise Bourbeau

« La santé a beaucoup à voir avec le bonheur. Elle est liée à lui », Carlos Sauer

« Pour en tirer tous les bienfaits, le bonheur est une chose qui doit se pratiquer au quotidien, une habitude à prendre », Dr Kelly A. Turner

« Le bonheur c'est de réaliser adulte un de ses rêves d'enfant », Stendhal

« Le bonheur, c'est d'avoir une envie folle de se lever le matin, tant est vibrante en nous la curiosité de vivre », Marie-Claire Blais

Breuss (cure de Breuss)

« Si vous n'êtes pas ou peu amaigri : cure de Breuss (300 ans d'âge). C'est un jeûne de 42 jours sans protéines avec juste [des] jus de légumes », Michel Dogna

« La cure au jus de légumes de Rudolph Breuss a permis de guérir de nombreux cancéreux », Elisabeth Hobert

« La cure 'Breuss' : même si nous avons observé des améliorations évidentes au niveau de la maladie, la perte de poids et l'épuisement qui peuvent en découler sont plutôt péjoratifs et risquent de faire chuter les défenses immunitaires en parallèle de l'action positive sur la maladie », Dr Alain Dumas et Dr Éric Ménat

Brocoli

« Le brocoli est un agent anti-cancer efficace et contribue à détoxifier l'organisme », David Servan-Schreiber

« Le brocoli est sans doute la plante contenant le plus de nutriments anticancéreux », Georges Pinque

Bronches

« La suppression du tabac enlèverait plus de 90 % de cancers bronchiques », Dr Philippe Lagarde

« Le cancer des bronches résulte d'un trop plein d'émotions en ce qui concerne notre espace vital, notre territoire. Cet espace ou ce territoire, c'est à la fois nos idées, nos désirs, nos aspirations, mais également tout ce que l'on considère être à nous, soit notre famille, nos enfants, notre couple ou notre entreprise», Claudia Rainville

Brûlure

« Les brûlures de la peau consécutives à la radiothérapie sont fréquentes. Une première chose consiste à ne jamais percer une vésicule, car il y aurait alors un risque d'infection. Localement on peut utiliser la lavande aspic (HE) ou à défaut la lavande officinale (HE) », Dr Luc Bodin

« L'Aloe Vera est une des grandes plantes des brûlures d'estomac et possède bien d'autres propriétés utiles en cancérologie », Dr Alain Dumas et Dr Éric Ménat

« L'harmonisation globale peut aussi arrêter les saignements et les brûlures », Maïté Molla-Petot

But

« Le fait d'avoir - ou de se créer - un très fort attachement à un but significatif, [peut] être une source importante d'énergie intérieure, dont un cancéreux a besoin pour guérir », Dr Carl Simonton & Stephanie Matthews Simonton

« L'anticipation d'un événement heureux accroît les défenses immunitaires. Il est important que ce projet soit réalisable sans trop de difficultés ni stress supplémentaires », Sandrine Muller-Bohard

« Même si on ne réalise pas tous ses objectifs de vie, le simple fait d'en avoir nous permet de laisser entrer dans notre corps l'énergie de la force vitale », Dr Kelly A. Turner

« Le but de nos vies est d'être heureux », Dalaï-Lama

> ### C comme... Choc émotionnel
>
> Selon plusieurs experts, le cancer serait souvent déclenché par un choc émotionnel brutal, vécu dans la solitude, ou un événement tragique. Ce choc émotionnel initial serait crucial dans le processus de la maladie, et sa résolution pourrait jouer un rôle important dans le chemin vers la guérison.
>
> Identifier et traiter ce choc est considéré comme une des étapes essentielles pour aider à la guérison du cancer.

Café

« Relation entre le café et le cancer de la vessie : le risque [passe] de 1 pour les non-buveurs à 2,60 pour les buveurs de quatre tasses par jour », Raymond Dextreit

« L'incidence du cancer du pancréas semble plus élevée chez ceux qui consomment plus de trois tasses de café par jour », Dr Deepak Chopra

Cancer – définition

« Le terme cancer signifie la croissance anormale de cellules dans le corps », Dr Deepak Chopra

« Le cancer est défini comme étant constitué de cellules monstrueuses et anarchiques (donc sans mémoire) », Pierre-Valentin Marchesseau

« Le cancer, ou la tumeur cancéreuse, est la destruction de notre programmation intérieure d'équilibre », Michel Odoul

Cancer – origine alimentaire

« En matière de cancer humain la gourmandise et l'intempérance sont les plus grands responsables », Pr P. Delore

« Le cancer est surtout la maladie des 'trop nourris' », Pierre-Valentin Marchesseau

« Le cancer se nourrit de sucre », Désiré Mérien

« Par rapport au tissu sain, le tissu cancéreux ingère dix fois plus de glucose », Dr Laurent Schwartz

« Le lait déclenche le cancer (hormone de croissance IGF-1) et le glucose (pain blanc, sucre) le nourrit », Bruno Blum

« Chaque fois que l'alimentation du civilisé venait s'introduire dans le mode d'alimentation traditionnel [des peuplades primitives] ou le remplacer, le même processus commençait à se dérouler : d'abord, apparition des caries dentaires qui n'existaient pas auparavant, puis diminution du tonus musculaire, bientôt survenaient l'asthénie, l'amoindrissement de la robustesse, la perte de l'immunité naturelle et l'augmentation de la morbidité, puis le cancer », enquête W. A. Price rapportée par André Mahé

« Dépenser et même donner pour la recherche contre le cancer sans être conscient d'une de ses principales causes, l'erreur alimentaire, est chose stupide si l'on ne commence pas par évincer cette cause », Dr Janine Fontaine

« Quand des substances non complètement digérées se maintiennent dans le corps, elles agissent comme des substances cancérogènes », Michel Dogna

Cancer – origine environnementale

« Deux cancers sur trois sont liés à l'environnement », André Cicolella

« Les cancers qui ne résultent d'aucun cofacteur d'origine géobiologique ne dépassent sans doute pas 20 à 25% des cas », Alain de Luzan

« Le cancer est initié par des dommages à l'ADN, par exemple à cause du tabac ou d'autres sources d'oxydants ou de carcinogènes », Pr Jeff Holly

« Les travailleurs de l'amiante fumeurs ont 8 fois plus de risques de développer un cancer que les fumeurs non exposés à l'amiante, et 92 fois plus que les non-fumeurs non exposés à l'amiante », André Cicolella

Cancer – origine médicale

« Chaque fois que des maladresses thérapeutiques bloquent l'élimination, on crée des maladies centripètes, graves, profondes et irréversibles, telles que [le] cancer », Pierre-Valentin Marchesseau

« Le cancer s'établit après la suppression des éruptions de la peau », Dr Gilbert

« À force de refouler les 'petites maladies 'éliminatrices', salutaires et régénératrices, celles-ci se transformeront assez vite en maladie dégénérative et destructive », Christopher Vasey

« Le tamoxifène favoriserait le cancer du sein, c'est-à-dire le type de tumeur dans lequel on le conseille à la fois en traitement et en prévention », Sylvie Simon

Cancer – origine physiologique

« Le cancer naît sur des points soumis à des irritations » Dr Besançon

« Cancer : une plaie qui ne guérit pas », Dvorak

« Le cancer est un 'tissu qui ne cicatrise jamais' », Dr Julien Drouin

« Le cancer apparaît comme une tentative de réparation d'une blessure, mal effectuée », Désiré Mérien

« 9 fois sur 10, une femme qui a un cancer est constipée », Marcel Rouet

« Une allergie [peut être] responsable d'un symptôme d'une maladie donnée, fibrome utérin, kyste fibreux du sein, hypertension, tensions musculaires, sclérose en plaques et même cancer. Ceci ne signifie naturellement pas que pour chacune de ces maladies existe toujours une allergie sous-jacente », Freddy Potschka

« Le cancer est une maladie de la digestion cellulaire et, plus précisément, de la digestion du sucre », Dr Laurent Schwartz

« L'inflammation chronique, la baisse des défenses immunitaires, le stress mal géré, l'alimentation dénaturée sont autant de facteurs favorisant l'apparition du cancer », Dominick Léaud-Zachoual

« Il est désormais prouvé qu'il est possible d'éviter [] un tiers des cancers en changeant de style de vie, en consommant beaucoup de fruits, légumes et en luttant contre la sédentarité », Wilfried Kamphausen

Cancer – origine psychologique

« J'ai pu remarquer la fréquence des cancers survenant 2 ans après un choc affectif important, ce qui justifierait un déconditionnement systématique après tout choc émotif », Dr Janine Fontaine

« L'apparition d'un cancer est bien souvent précédée d'une perte traumatisante ou d'un sentiment de vide et d'inutilité », Dr Bernie Siegel

« J'ai compris comment s'est inscrite cette maladie. À cause de chocs successifs, de colères non exprimées, des survies et des non-dits dus à des attaches », Nadine Sarrion

« Un environnement intérieur tendu par le stress et sans débouché viable tend à prédisposer au cancer », Dr Deepak Chopra

Cancer caché

« Ceux qui ont des cancers cachés, il vaut mieux ne pas les traiter. Car, si on les traite, ils meurent rapidement tandis que, si on ne les traite pas, ils vivent longtemps », Hippocrate

« Peut-être fait-on 1000 cancers par jour qui sont tous détruits par les défenses de l'organisme, et nous n'en réussissons finalement qu'1 chez 1 personne sur 3 au cours de la vie », Pr Lucien Israël

Cancéreux - profil psychologique

« J'ai observé qu'il existe certains traits de caractère propres aux personnes susceptibles de développer un cancer », Dr Douglas Brodie

« Les cancéreux ont souvent le plus grand mal à s'aimer », Dr Bernie Siegel

« Pour les cancéreux, il s'agit souvent de comprendre comment les problèmes des autres, considérés comme seuls valables, sont utilisés pour dissimuler les leurs », Dr Bernie Siegel

« Cancéreux : le portrait psychologique des patients atteints montre qu'ils ont tendance à refouler leurs émotions profondes et à se mettre en position de ne pas pouvoir s'exprimer librement dans la vie », Dr Deepak Chopra

« Le taux de croissance tumorale peut être prédit selon certains traits de personnalité. Les patients ayant des tumeurs à croissance rapide essaient de donner une bonne impression d'eux-mêmes. Ils sont aussi plus défensifs et moins capables de se défendre contre l'anxiété. De plus, ils ont tendance à rejeter l'affection, et les marques d'affection, bien qu'ils en aient envie », Lawrence LeShan

Candidose

« Une candidose est une infection déclenchée par des champignons. Ces derniers se développent souvent à la suite d'une chimiothérapie ou d'une antibiothérapie », Dr Luc Bodin

« Pour le Dr Simoncini, le cancer serait la conséquence d'une infection à partir du Candida Albican (champignon) », Michel Dogna

Cannabis

« Le cannabis est un produit cancérigène (fumer un joint équivaut à sept ou huit cigarettes) », Pr Henri Joyeux

« Caractéristiques du cannabis : diminue aussi bien l'angiogenèse que les capacités métastatiques des cellules tumorales », Drs Idir & Salim Laïbi

Carotènes / caroténoïdes

« La consommation de fruits et de légumes riches en caroténoïdes diminuerait les risques de maladies cardio-vasculaires et de cancers spécifiques. D'autres études ont aussi démontré la capacité du bêta-carotène à inhiber la croissance des cellules cancéreuses et la progression de carcinogénèses. Sources alimentaires : melon et pastèque, pêche et abricot, mangue, carottes, tomates, goyave... », Maurice Nicole

« La consommation d'aliments contenant des caroténoïdes pourrait contribuer à réduire le risque de développer certains cancers », Evelyne Baubeau

« Les caroténoïdes contenues dans les légumes à couleur comme la tomate ne peuvent être absorbées par l'organisme à moins qu'elles ne soient associées avec un peu de graisse », Rémi Moha

Carotte

« Les carottes et les betteraves sont de formidables aliments anti cancer, plein de micros nutriments et d'antioxydants qui favorisent la lutte contre les tumeurs cancéreuses », Fred Evrard

« Le jus de carotte a une part très importante dans la guérison », Charlotte Gerson

Causes du cancer

« Causes des cancers : pollutions chimiques (70% alimentaires, médicamenteuses, environnementales,...) - champs vibratoires (tellurisme, WIFI, antennes, ondes de forme, mémoires toxiques,...) - programmes psychiques (d'origine interne ou externe) », Michel Dogna

« Si l'on évoque les causes du cancer, il convient de faire le procès de l'alimentation moderne. Tous les produits de la terre sont déséquilibrés dans leur constitution biologique par l'emploi intensif d'engrais chimiques, potassiques notamment », Dr Jean-Pierre Willem

« Le cancer est rarement le résultat d'une seule cause : si vous avez un baril de poudre caché au fond de la cave, sans allumettes il ne se passera rien. La cause psychologique joue le rôle d'une 'allumette' sur un terrain plus ou moins prédisposé », Dr Philippe Dransart

« Dans l'univers, rien n'est gratuit. Toutes les douleurs, toutes les maladies, toutes les peurs, tous les modes de comportement ont une cause », Siranus Sven Von Staden

Cellule cancéreuse

« Parmi les nombreuses particularités de la cellule cancéreuse, j'en ai choisi trois qui m'ont paru être une ´image´ de ce que mes patients pouvaient ressentir dans l'intimité de leur conscience […] : la perte de sens, le refus de la limite, la blessure de l'identité », Dr Philippe Dransart

« Plus on veut aller au-delà de nos limites, plus les cellules nocives iront au-delà de leurs limites et plus la maladie sera grave. Les cellules ne sont qu'un reflet de ce que nous créons au plan psychologique », Lise Bourbeau

« La cancérisation d'une cellule serait due au déclenchement d'un programme de survie en face d'une agression mettant en péril la survie cellulaire », Pr Lucien Israël

« Les cellules cancéreuses produisent de l'inflammation pour assurer leur croissance », Désiré Mérien

« Les cancers sont essentiellement des cellules sans-abri et sans travail qui vivent au crochet des autres cellules de la communauté », Dr Bruce H. Lipton

« Les cellules cancéreuses ne sont pas des cellules malignes, mais plutôt des cellules sacrifiées ou délinquantes… qui se sont adaptées aux mauvaises circonstances », Dr Tsuneo Kobayashi

« Une cellule qui se cancérise redevient immortelle », Antoine Sénanque

Cellules souches

« Ce sont les cellules souches cancéreuses qui génèrent les métastases et peuvent aussi servir de réservoir de cellules cancéreuses susceptibles de provoquer une rechute après que la chirurgie, la radiothérapie ou la chimiothérapie ait éliminé tous les signes observables du cancer », Ludwig Center for Cancer Stem Cell Research and Medicine

« Les cellules souches du cancer peuvent survivre aux traitements conventionnels (chimiothérapie / radiothérapie) », Dr Julien Drouin

« La radiothérapie et la chimiothérapie n'attaquent pas seulement les cellules cancéreuses mais aussi la moelle osseuse où sont fabriquées les cellules sanguines. Il s'ensuit une chute de cellules souches responsables de la prolifération des globules blancs et des plaquettes », Sylvie Beljanski

Cerveau

« Le régime cétogène est très populaire dans la prise en charge des tumeurs cérébrales dont les cellules sont voraces vis-à-vis du sucre », Dr Éléonore Djikeussi

« Chez les femmes sous pilule on observe des tumeurs des méninges hormono-dépendantes », Pr Henri Joyeux

« Cancer du cerveau : exposition aux ondes électromagnétiques, plus que suspectée et en particulier l'utilisation trop importante du téléphone mobile ou la présence de Wi-Fi au domicile, surtout dans la chambre à coucher », Dr Alain Dumas et Dr Éric Ménat

Cétogène

« Les études chez l'animal suggèrent que le régime cétogène a des effets anticancer », Dr Laurent Schwartz

« Le régime cétogène est particulièrement efficace parallèlement aux traitements anticancéreux classiques, ainsi qu'entre les différents cycles thérapeutiques », Thierry Souccar

« Si on suit un régime cétogène juste avant une chimiothérapie, on risque de réduire l'efficacité de cette dernière », Dr Alain Dumas et Dr Éric Ménat

Chaleur

« Lorsque la chaleur est appliquée à la tumeur, les nutriments essentiels et l'oxygène sont coupés aux cellules tumorales. Il en résulte un effondrement du système vasculaire de la tumeur, et la destruction des cellules cancéreuses », Ty Bollinger

« Les docteurs de la clinique Gerson utilisent le traitement de fièvre artificielle (hyperthermie) pour engendrer une fonction immunitaire améliorée et accélérer les réactions de guérison », Charlotte Gerson

« Thermothérapie et cancer. L'utilisation de la chaleur dans le traitement des cancers est une technique qui existe depuis plus de

10 ans pour traiter les tumeurs superficielles cutanées ou sous-cutanées », Dr Philippe Lagarde

Champignon

« Champignons : ils sont fréquemment utilisés au Japon en accompagnement de la chimiothérapie pour soutenir le système immunitaire (le maitaké exerce sans doute l'influence la plus marquée sur ce dernier) », David Servan-Schreiber

« Kawarataké [:] son efficacité dans le traitement des cancers de l'œsophage, de l'estomac, du côlon est aujourd'hui démontrée. Le Maïtaké possède les vertus thérapeutiques les plus prometteuses contre la fatigue, l'hypertension, l'obésité, le diabète, l'excès de cholestérol et les cancers », Dr Jean-Pierre Willem

« Reishi : il stimule l'immunité qui permet de lutter spécifiquement contre les cellules cancéreuses. Mais il a des propriétés directement antitumorales. À ce titre, il a montré une efficacité sur le cancer de la prostate », Dr Alain Dumas et Dr Éric Ménat

Changement

« Cancer : notre inconscient nous imposerait de changer quelque chose d'essentiel dans notre vie, notre façon de penser, notre environnement », Natacha Calestrémé

« La maladie ne vient pas seulement comme une conséquence de ce que nous avons vécu, elle vient aussi nous pousser à changer quelque chose dans notre manière de voir et d'être », Dr Philippe Dransart

« Nous transformons la chimie de notre corps lorsque nous changeons de comportement », Carl Simonton

Charcuterie

« La consommation régulière de charcuterie avec ses nitrites au pouvoir cancérigène non négligeable, augmente le risque de cancers de l'estomac et du côlon », Pr Michel Crépin

« Le fait de manger de la charcuterie est cancérogène. L'hypothèse la plus vraisemblable est que les nitrites, c'est-à-dire les additifs qui lui donnent notamment sa couleur rose, en sont la cause », Denis Corpet

Chardon marie

« Le Chardon Marie : c'est la plante de référence pour aider le foie à se réparer. On l'utilise souvent à la fin des chimiothérapies en remplacement du desmodium », Dr Alain Dumas et Dr Éric Ménat

« Le Chardon Marie neutralise les radicaux libres (toxines) du foie et stimule ses fonctions et celle de la vésicule biliaire », Dr Luc Bodin

Cheveux

« HE d'ylang-ylang : elle prévient la chute de cheveux et aide à la repousse », Adeline Demesy

« L'Aloe Vera est utilisé pour aider les cheveux à repousser », Dr Alain Dumas et Dr Éric Ménat

« Stimulez la repousse des cheveux avec des masques d'huile de coco, riche en protéines stimulantes », Élise Boghossian

« La meilleure chose à faire pour favoriser la repousse des cheveux, ce sont les massages du cuir chevelu », Dr Luc Bodin

Chimiothérapie

« Chimiothérapie : type de traitement qui utilise des produits chimiques ayant un effet direct sur les cellules malades, soit en les détruisant, soit en empêchant leur prolifération. Les médicaments de chimiothérapie touchent toutes les cellules à développement rapide dont font partie les cellules cancéreuses ainsi que des cellules normales comme par exemple les cellules de la moelle osseuse, les follicules pileux, la muqueuse intestinale », Dr Anne Marie Giraud

« La chimiothérapie est un traitement médicamenteux visant à détruire les cellules cancéreuses. Elle est très efficace mais, malheureusement, détruit aussi au passage des cellules saines, surtout celles qui se renouvellent rapidement (cellules sanguines ou digestives notamment). La toxicité peut être immédiate ou retardée », Danièle Festy

« Hier comme aujourd'hui, la chimiothérapie est efficace mais un temps seulement. Hier comme aujourd'hui, il s'agit d'un traitement toxique qui entraîne en particulier une baisse des globules blancs et des plaquettes », Dr Laurent Schwartz

Chimiothérapie – effets indésirables

« Les atteintes les plus fréquentes et les plus précoces concernent logiquement les cellules à développement rapide, et notamment […] de la moelle osseuse et [du] tube digestif, expliquant la fréquence des nausées et / ou des infections opportunistes accompagnant le traitement de chimiothérapie anticancéreuse », Isabelle Pion

« La chimiothérapie est aveugle, elle détruit aussi bien les microbes responsables de la maladie que les germes utiles et compromet parfois gravement l'équilibre général », Dr Gisèle Armelin

« La chimiothérapie oblige les cellules saines à libérer une protéine qui en réalité alimente les cellules cancéreuses et les fait prospérer et proliférer », Dr Anne Marie Giraud

« La chimiothérapie endommage de manière irrémédiable l'ADN des cellules saines », Maurice Nicole

« Dans la plupart des sachets de médicaments pour la chimiothérapie, on peut lire l'avertissement déclarant que ce médicament est connu pour causer le cancer », Charlotte Gerson

Chimiothérapie – limitation des effets indésirables

« Traitements à suivre après la chimiothérapie : il faudra nettoyer l'organisme des restes de la chimiothérapie. La première chose à faire est de boire beaucoup pour laver le corps. On pourra ensuite faire une cure avec de l'Aloe Vera. Une isothérapie (homéopathique) à partir des traitements utilisés permettra d'éliminer définitivement tous les restes », Dr Luc Bodin

« Le traitement de la chimiothérapie doit impérativement être abordé à la fois par le malade et par le praticien de santé de façon positive : il sera en effet d'autant mieux supporté et toléré que la personne qui le suit en aura une image favorable », Isabelle Pion

« Les huiles essentielles permettent de protéger les cellules de l'agression génotoxique de la chimiothérapie », Dr Anne Marie Giraud

« Gingembre : efficace contre les nausées et les vomissements, notamment ceux causés par la chimiothérapie », Élise Boghossian

« Le thym à thujanol répare certains dégâts de la chimiothérapie notamment au niveau digestif puisqu'il régénère la cellule hépatique, stimule l'immunité et remonte le moral, souvent extrêmement fluctuant lorsqu'on est atteint de cancer », Danièle Festy

« Ceux qui ont essayé de suivre des cycles de jeûnes ont eu moins d'effets secondaires liés à la chimiothérapie », Dr Alain Dumas et Dr Éric Ménat

« L'acupuncture est la seule thérapie qui permet de soulager certains effets secondaires, tels que le syndrome main-pied », Min-Jung Kym et Dr Alain Toledano

« La mélatonine augmente le taux de réponse à la chimiothérapie de manière considérable tout en réduisant ses effets indésirables », Maurice Nicole

« [Écorce de] Okoubaka Aubrevillei : un nouveau médicament pour les effets secondaires de la chimiothérapie », Dr Jean-Lionel Bagot

Chimiothérapie – Visualisation positive

« Si vous subissez une chimiothérapie, visualisez les médicaments qui entrent dans votre corps et dans la circulation sanguine. Visualisez les médicaments agir comme un poison. Les cellules normales sont intelligentes et fortes et ne prennent pas le poison si facilement. Mais les cellules cancéreuses sont des cellules faibles; alors, il en faut peu pour les tuer. Elles absorbent le poison, meurent, et sont rejetées hors du corps », Dr Carl Simonton & Stephanie Matthews Simonton

« Désormais, je visualiserai l'amour couler dans mes veines pendant mes séances de chimio », Nadine Sarrion

« Quand le produit a commencé à se répandre dans mes veines, j'ai aussi fait un exercice de visualisation très fort : j'ai imaginé un liquide doré, précieux, qui coulait en moi et offrait sa bénédiction à toutes mes cellules. Je respirais lentement, avec un demi sourire, et j'accueillais ce médicament avec toute la bienveillance que je pouvais faire preuve », Adeline Pasteur

« Pour la chimio, lors du traitement, visualisez que le produit qui entre dans votre corps n'affaiblit pas les cellules saines. Visualisez plutôt que le produit 'fait du bien' et détruit les cellules malades », Adeline Demesy

Chirurgie

« Selon une estimation approximative, sur 100 patients guéris d'un cancer, la chirurgie est responsable de 90 % du succès, la radiothérapie de 8 % et la chimiothérapie des 2 % restants », Dr Laurent Schwartz

« Si la chirurgie reste au tout premier plan et de très loin le traitement le plus efficace du cancer, ce n'est pas, pour autant, un acte anodin. Elle a des conséquences sur le terrain et la maladie qu'il ne faut pas négliger et que nous devons prendre en compte », Dr Alain Dumas et Dr Éric Ménat

« Les opérations du cancer, au lieu d'arrêter la maladie, semblent accélérer son cours », Pr Benjamin Brodié

« Les métastases se développent d'autant mieux que l'acte chirurgical provoque une chute de l'immunité et, dans certains cas, la disparition de substances appelées chalones, sécrétées par la tumeur, qui bloquent la croissance de ces métastases (tumeur du rein en particulier) », Dr Philippe Lagarde

Chirurgie – Visualisation positive

« Visualisez un moment de bonheur. Pensez à quelque chose qui vous rend heureux sur la route du bloc opératoire... Fermez les yeux, détendez-vous et imaginez cette belle plage paradisiaque, un bon bain de lait chaud ou le jour de votre mariage (ou de votre divorce) », Maxime Dahan

Chlore

« Le chlore [entraînerait] une majoration du risque de cancer de la vessie et du rectum », Dr Édouard Pélissier

« L'eau du robinet contient souvent de grandes quantités de chlore utilisé pour la stérilisation ainsi que d'autres substances dangereuses appelées trihalométhanes, qui sont des substances cancérigènes produites pendant le processus de stérilisation », Dr Hiromi Shinya

Chlorella

« La chlorella est une micro algue d'eau douce chinoise. Dans la détoxication des métaux lourds, on l'associe souvent à la coriandre et à l'ail des ours », Dr Luc Bodin

« La chlorella est connue en tant que mangeuse de mercure », Michel Dogna

Choc émotionnel

« Tout cancer débute par un choc extrêmement brutal, aigu et dramatique, vécu dans la solitude », Dr Geerd Hamer

« Le cancer apparaît souvent en réponse à des événements tragiques », Dr Bernie Siegel

« Un gros choc émotionnel peut très bien, chez certaines personnes, précipiter l'apparition du cancer », Sylvie Beljanski

« Dans chaque cas de cancer, la tâche principale consiste à découvrir si il y a un choc émotionnel initial et à s'assurer qu'il a été guéri ou qu'il est en cours de guérison », Michel Dogna

« Cette connaissance d'un choc émotionnel initiateur est importante à connaître car si le choc a déclenché le cancer, la résolution du choc contribuera à la guérison du cancer. Elle ne suffira pas à elle seule à guérir, mais elle mettra la personne sur le chemin de la guérison », Dr Luc Bodin

Chocolat

« Le chocolat noir (plus de 70 % de cacao) contient de nombreux antioxydants, des proanthocyanidines et beaucoup de polyphénols. Ces molécules retardent la croissance des cellules cancéreuses, et limite l'angiogenèse », David Servan-Schreiber

« Le chocolat noir retarde l'évolution de certains cancers comme celui du poumon », Guy Tenenbaum

Choix thérapeutique

« De nos jours, il est hors de question qu'une décision thérapeutique puisse se prendre en cancérologie à l'insu du malade, sans son accord. Après avoir dûment été informés, les patients gardent leur liberté de décision. Cette notion est trop souvent oubliée par notre système de santé », Dr Philippe Lagarde

« La décision devra reposer sur l'ensemble des caractéristiques tumorales, des opportunités thérapeutiques, mais aussi et surtout sur la volonté du patient 'éclairée' le plus honnêtement possible. Cette décision sera nécessairement individuelle, c'est-à-dire adaptée à chaque situation, à chaque personne, et nécessitera du temps », Pr Luc Taillandier

« Plus une molécule médicamenteuse est rapidement active, plus elle provoque des effets secondaires. Il est donc possible et intéressant de choisir les outils thérapeutiques que l'on va utiliser en fonction de l'urgence vitale de la maladie », Dr Yann Rougier

« Nous expliquons aux patients que s'ils sont persuadés que cette chimio est inutile et ne fait que les intoxiquer alors il faut qu'ils arrêtent tout de suite. En revanche, s'ils pensent que la chimio est utile pour eux, pour tuer les cellules cancéreuses et au minimum augmenter leur espérance de vie, alors ils ont besoin 'd'aimer cette chimio' qui présente une balance bénéfice-risque favorable », Dr Alain Dumas et Dr Éric Ménat

« Tant que vous avez une solide confiance en une thérapie particulière, suivez-la ! Si vous le désirez et si vous y croyez, elle réussira », Shakti Gawain

« Ne laisse à qui que ce soit le droit de décider de ce qui peut être favorable ou pas », Claudia Rainville

Choux

« Les choux libèrent des substances bloquant la prolifération des cellules cancéreuses », Adeline Demesy

« Les choux favorisent la désintoxication hépatique entre deux chimiothérapies, avec à leur tête le brocoli que l'on fera cuire 'al dente' car sa mastication permet d'en extraire les molécules actives », Dr Jean-Lionel Bagot

Cicatrisation

« Cicatrices : le produit Beljanski à base de ginkgo biloba est efficace sur les phénomènes de sclérose secondaires aux traitements (radiothérapie surtout). Le miel a été souvent utilisé. Il régénère la peau en lui fournissant les éléments dont elle a besoin », Dr Luc Bodin

« Dès le début de la cicatrisation, prenez l'habitude de masser régulièrement la cicatrice et la peau voisine. Plus vous vous y prendrez tôt, puis la cicatrice sera ´belle´ », Danièle Festy

« HE de Palmarosa : en massage, elle est idéale pour la cicatrisation », Adeline Demesy

Circonstance

« Aucunes des circonstances dans lesquelles tu te trouves encore placé aujourd'hui n'est le fruit d'un hasard ; toutes, même si elles te paraissent incompréhensibles ou injustes, ont pour fonction de t'amener, bon gré, mal gré, jusqu'à un certain point de croissance », Daniel Meurois et Anne Givaudan

« Si tu as de la difficulté à savoir ce dont tu as besoin, pose toi la question suivante : si toutes les circonstances étaient parfaites dans le moment et que ça ne dérangeait personne, qu'est-ce que je voudrais pour moi ? Lorsque tu obtiens la réponse, assure-toi également de savoir ce que ce désir manifesté va t'aider à être », Lise Bourbeau

Coenzyme Q10

« Le coenzyme Q10 stimule le système immunitaire et permet à l'organisme de résister à certaines infections et certains types de cancer », Charlotte Gerson

« En cas de chimiothérapie, nous utiliserons souvent le coenzyme Q10 si le patient reçoit des drogues cardiotoxiques », Dr Alain Dumas et Dr Éric Ménat

Colère

« Plus il y a de colère refoulée, plus il y a de possibilités de cancer », Lise Bourbeau

« Il y a un lien direct entre le stress ou la colère et la maladie (mal a dit) », Sandrine Muller-Bohard

« La tendance à réprimer pendant très longtemps des émotions toxiques, la colère en particulier, est typique de la personnalité sujette au cancer », Dr Douglas Brodie

« La colère est un acide qui attaque bien plus le récipient qui le contient que tout ce sur quoi on peut le verser », Mark Twain

« Un programme de recherche californien sur le cancer du sein a montré que le taux de survie des femmes participant au programme de thérapie de groupe qui exprimaient ouvertement leur colère était doublé (3,7 ans) en comparaison des femmes qui réprimaient leur colère (1,8 ans) », Dr Julien Drouin

Côlon

« La progression de certains cancers comme le cancer du côlon est directement liée à notre alimentation », Pr Michel Crépin

« Huile de noix de coco vierge : sa forte teneur en acide laurique aide aussi à se prémunir contre l'apparition du cancer du côlon », Rémi Moha

« Le curcuma est sans doute l'épice la plus efficace pour réduire le risque de cancer du côlon », Dr Alain Dumas et Dr Éric Ménat

« Cancer du côlon : il est très souvent relié à des peurs profondes, mais également des émotions qui ont trait à la souillure », Claudia Rainville

Compléments alimentaires

« Les vitamines et minéraux ne doivent pas être pris en excès. Ils doivent toujours être d'origine naturelle, sinon ils peuvent entraîner des effets secondaires et même augmenter le risque de cancer », Dr Alain Dumas et Dr Éric Ménat

« Les produits pharmaceutiques de vitamines synthétiques et de minéraux sont mal absorbés et peuvent même être nuisibles », Charlotte Gerson

« Les suppléments en général ne sont rien d'autre que des pansements camouflant la plaie qu'est notre environnement pauvre en nutriments et riche en substances toxiques. Bien qu'ils puissent certainement nous aider en cas de cancer, je ne crois pas qu'on devrait les considérer comme une solution à long terme », Dr Kelly A. Turner

Condamnation à mort

« Contrairement aux apparences, une maladie aussi grave que le cancer n'est pas une condamnation. C'est plutôt une pulsion de vie », Adeline Pasteur

« Ces survivants miraculeux m'ont appris que le cancer n'a pas besoin d'être une condamnation à mort. D'eux, j'ai appris que le cancer était le début d'un nouveau mode de vie rempli d'appréciation, d'espoir et de découverte de mon potentiel », Tami Boehmer

Conditionnement

« Qu'est-ce que j'éprouverai si je le pouvais, si j'étais libre, si je n'étais pas asservi par mon conditionnement ? », Aldous Huxley

« Le fait de demander à un enfant, puis un adulte, de jouer le rôle qu'on lui a assigné, de correspondre à son personnage social, de ne pas y déroger, implique pour lui une perte considérable de puissance vitale », Saverio Tomasella

Confiance

« La confiance en son médecin est déjà le meilleur remède », Bruno Gröning

« L'être humain [étant] fait de chair et d'esprit, le traitement sera inévitablement influencé par l'idée qu'il se fera de son efficacité, donc par la confiance qu'il mettra en la guérison », Pr Jacques Bréhant

« Tant que vous avez une solide confiance en une thérapie particulière, suivez-la ! Si vous le désirez et si vous y croyez, elle réussira », Shakti Gawain

« Prenez ce risque magnifique de sentir que, si vous êtes là, c'est parce que la vie a sacrément confiance en vous. Ce n'est pas à vous de faire confiance à la vie. Si vous êtes là, c'est la preuve que la vie vous aime, que la vie a confiance en vous et que la vie a besoin de vous », Yvan Amar

Conflit

« Il arrive parfois que le malade, qui n'a même pas su qu'il avait un cancer, guérisse seul en ayant résolu le conflit à l'origine de son cancer », Sylvie Simon

« La majorité des médecins vous diront qu'un nombre important de leurs malades attribuent leur cancer à un conflit arrivé quelques mois ou quelques semaines auparavant », Dr Luc Bodin

« Les gens tombent malades parce que intérieurement ils sont persuadés que la maladie est la seule réponse possible à certaines situations ou circonstances, parce qu'elle semble résoudre un problème, ou bien leur fournit quelque chose dont ils avaient besoin, ou encore parce qu'elle représente une solution désespérée à quelque conflit interne insoluble et insupportable », Shakti Gawain

Conscience

« Notre niveau de conscience, à un instant T, contribue à déterminer ce que sera notre santé dans le futur. La conscience joue ainsi un rôle crucial dans le déclenchement et l'évolution de nombreuses maladies », Patrick Drouot

« Notre corps n'est que l'expression physique de notre conscience. Notre santé et notre beauté ou leur absence dépendent de l'idée que nous avons de nous-mêmes. Lorsque nous modifions en profondeur ces concepts, notre moi physique change également », Shakti Gawain

Constipation

« La constipation est responsable du cancer du côlon et tout au moins de la toxémie qui mine la santé de l'individu », Pr Raymond Lautié

« 8 fois sur 10, le cancer du sein a pour origine la constipation », Dr Victor Pauchet

« La constipation peut favoriser certaines maladies intestinales et, si elle devient chronique, contribue au cancer du sein », Danièle Festy

Corps

« Le corps devient le réceptacle de ce que le cerveau ne peut pas ou ne peut plus supporter », Pierre Hammond

« Si [notre corps] est malade, nous ne devons pas le considérer comme notre 'ennemi'. Car c'est nous qui lui avons inscrit des émotions de souffrance. Lui a tout fait jusque-là pour essayer de guérir, d'atténuer ou de transmuter », Nadine Sarrion

Corps cétoniques

« Le jeûne ou la suppression des glucides entraine la formation de corps cétoniques, qui peuvent intervenir dans le métabolisme en freinant l'inflammation et la croissance des cellules cancéreuses », Pr Andreas Michalsen

« Bien que supercarburants, les corps cétoniques sont mal digérés par les cellules cancéreuses au contraire des cellules normales auxquelles ils procurent ainsi un avantage énergétique », Dr Éléonore Djikeussi

Couple

« Le pourcentage de cancers, maladies du cœur, pneumonies, hypertensions et morts accidentelles est plus élevé chez les divorcés que chez les gens mariés, célibataires ou veufs », Dr Bernie Siegel

« Les personnes qui sont accompagnées par leurs conjoints dans leur guerre contre cette ´longue maladie ´ ont plus de chance de s'en sortir », Dr Alain Dumas et Dr Éric Ménat

Créateur

« La lettre de gratitude est le premier exercice créateur d'optimisme. En remerciant sur ce que l'on a reçu, on éclaire sa vision du futur », Pr Michel Le Joyeux

« Nous sommes nous-mêmes des créateurs. En tant que tels, nous pouvons exprimer le plus profond désir de guérison, d'abondance, de joie et de paix, autant pour notre corps que pour notre vie et nos relations », Gregg Braden

Crise curative

« Les crises constituent le déroulement naturel du processus de guérison », Rudolf Thetter

« Guérison : stimulation de force provoquant tout d'abord une réaction de défense, accompagnée d'une exacerbation de la maladie », Friedrich Brechbühl

« Une crise de nettoyage ne devrait donc jamais être réprimée sans raison. Elle devrait, bien au contraire, être soutenue, favorisée et même provoquée quand elle a de la peine à se manifester ou à s'accomplir », Christopher Vasey

« Les réactions curatives soudaines (réactions guérissantes, ou flambées), peuvent être extrêmement désagréables mais les bienvenues, étant donné qu'elles signifient que le corps répond aux traitements », Beata Bishop

Croyance

« Il ne se produit pas ce que nous voulons, mais seulement ce que nous croyons », Dr Érich Rauch

« Les opinions des patients au sujet de l'efficacité du traitement et au sujet de la puissance des défenses naturelles du corps - c'est-à-dire ce qu'ils croient, ce à quoi ils s'attendent, que ce soit positif ou négatif, sont des déterminants puissants dans l'issue de la maladie », Dr Carl Simonton & Stephanie Matthews Simonton

« Même l'évolution du processus de maladies graves telles que le cancer peut dépendre de façon certaine de l'influence de la pensée du patient sur lui-même », Dr Érich Rauch

Crucifère

« La consommation régulière de crucifères est associée à une réduction significative du risque de plusieurs types de cancer », Dr Richard Béliveau

« Les crucifères : ces légumes sont antifongiques, antibactériens et anticancers. Ils bloqueraient la prolifération des cellules cancéreuses, interviendraient dans la mort des cellules malades et empêcheraient les métastases », Guy Tenenbaum

« Les crucifères [ ] protègent l'organisme contre plusieurs cancers dont notamment le cancer colo-rectal et celui du poumon », Rémi Moha

« Crucifères : ils inhibent le développement des cellules malignes en activant des 'enzymes détoxifiantes de phase 2' hépatiques », Georges Pinque

Cuisson

« La cuisine au barbecue ou au wok est clairement cancérigène », Pr David Khayat

« La cuisson au micro-onde entraîne une modification profonde de la disposition dans l'espace de certains radicaux protéiques qui pourraient bien se révéler, avec le temps, hautement cancérigènes ou toxiques pour le système nerveux central, le foie ou les reins. Il y a également production de radicaux libres qui sont reconnus comme cancérigènes », Dr Christian Tal Schaller

« Toutes les cuissons à haute température produisent potentiellement des molécules toxiques. Les pires : friture et grillades (surtout au charbon de bois !). Les cuissons à la poêle, au grill ou au four sont aussi sources de composés carbonés. Le barbecue est doublement à risque, car non seulement il va griller l'aliment (parfois même le carboniser), mais en plus le bois va créer une fumée […] qui, elle-même, est source de composés carbonés cancérigènes », Dr Alain Dumas et Dr Éric Ménat

Culpabilité

« La cellule cancéreuse correspond à une partie de notre ego qui nous juge assez coupable pour nous attaquer », Lise Bourbeau

« Le cancer [exprime] souvent des remords, des blessures qu'on ne peut ou ne veut pas cicatriser souvent associées à un sentiment de culpabilité. Il s'agit d'une sorte d'autopunition qui se veut définitive, de constat inconscient d'échec face à sa vie ou à ses choix de vie », Michel Odoul

« Comment faire pour sortir de la culpabilité ? Dans un travail de rénovation intérieure la première étape est d'apprendre à se pardonner », Alain Joseph Bellet

« Comment se libérer de notre culpabilité ? Il suffit de se reconnecter avec quelqu'un que nous connaissons tous mais que nous avons oublié : notre enfant intérieur. Il est cette partie en nous qui, à l'origine, était pleine d'enthousiasme, de vie et de curiosité, mais qui s'est fêlée suite à de simples remarques puis des épreuves à répétition », Natacha Calestrémé

Curcuma

« Curcuma : anti-inflammatoire puissant, antioxydant, anti cancer », Anne-Claire Mèret

« L'action anti-inflammatoire exceptionnelle de la curcumine est la plus grande responsable de ses effets bénéfiques contre le cancer », Dr Richard Béliveau

« La curcumine a été identifiée comme un atout dans la lutte contre le cancer car les études démontrent qu'elle est toxique pour les cellules cancéreuses dont elle favorise l'apoptose », Guy Tenenbaum

« [Des] études montrent tout le bénéfice du curcuma en prévention du cancer », Pr Michel Crépin

« Le curcuma disperse la chaleur, élimine les toxines, soulage la douleur », Élise Boghossian

« Manger du curcuma et du poivre noir permet d'augmenter les effets bénéfiques du curcuma de 2000 % », Rémi Moha

D comme... Déclenchement du cancer

Le déclenchement du cancer est souvent attribué à des facteurs psychologiques non résolus, des chocs émotionnels sévères ou des événements tragiques que le patient n'a pas su gérer. Ces situations peuvent créer des blocages émotionnels qui, selon certains experts, se manifestent physiquement sous forme de cancer.

La faiblesse des défenses immunitaires et la répression des mécanismes de défense naturels sont également liées au développement de la maladie. La dépression, le désespoir et le deuil, en affaiblissant les réponses immunitaires et en augmentant le stress, sont reconnus comme des facteurs aggravants.

En revanche, le désir de vivre et la capacité à surmonter la détresse psychologique sont considérés comme des atouts importants pour favoriser la guérison.

Déchet

« La malignité [d'un cancer] est l'étape finale d'un empoisonnement lent, en particulier du foie, par des déchets métaboliques et des éléments polluants de l'environnement », Leslie Kenton

« Le Tan [(déchets circulant dans l'organisme)] est un des éléments essentiels dans l'apparition des différents cancers », Jean Pélissier

« Plus la tumeur grossit, plus elle génère des déchets qui surchargent les émonctoires que sont l'intestin, le foie, les reins, les poumons, et la peau. Ceux-ci deviennent de plus en plus débordés et saturés, et le patient décède généralement d'une intoxication massive », Michel Dogna

Déclenchement du cancer

« Pour mettre en route un cancer, il semble qu'un facteur psychologique qui agit comme un phénomène ´déclencheur´ soit nécessaire, une situation que le patient n'a pas acceptée, n'a pas su gérer et qu'il a gardé pour lui. L'HG [(Harmonisation Globale)] peut agir à ce niveau », Dr Thérèse Quillé

« Recherchez vous-même le facteur déclenchant de votre maladie afin d'empêcher son retour », Natacha Calestrémé

Défense

« Le facteur qui, à notre sens, favoriserait particulièrement la genèse du cancer est la répression brutale des maladies d'auto-défense », Pierre-Valentin Marchesseau

« Les tumeurs ne sont pas autre chose qu'une forme particulière de mécanismes de défense », Dr Catherine Kousmine

« Les défenses naturelles du corps sont l'ennemi mortel du cancer, quelle que soit l'origine du cancer », Dr Carl Simonton & Stephanie Matthews Simonton

Défenses immunitaires

« Une faiblesse des défenses immunitaires se trouve souvent à l'origine de la création d'un cancer », Jean Pélissier

« Dès qu'ils naissent, les lymphocytes NK savent reconnaître à leurs plus infimes différences les cellules cancéreuses », Pr David Khayat

« Nos défenses immunitaires sont sensibles à ce que nous pensons, elles ont besoin que nous les encouragions par nos pensées positives », Dr Philippe Dransart

Déni

« C'est le déni qui nous conduit à la maladie. Le déni de nos besoins, de nos comportements, de nos blessures. Dès lors, renouer avec notre part sombre, même si cela semble douloureux dans un premier temps, est en réalité incroyablement libérateur. Nos cellules peuvent enfin cesser de lutter contre nous-mêmes pour se faire entendre, au profit d'une mission beaucoup plus intéressante : lutter, avec nous, contre l'invasion du cancer », Adeline Pasteur

« Acceptez la nouvelle : évidemment, ce n'est pas facile de s'entendre dire qu'on a un cancer, mais être dans le déni n'est pas votre meilleure option. Plus vite vous accepterez votre maladie, plus vite vous pourrez établir un plan d'action pour la combattre », Maxime Dahan

Dentaire

« La réponse du corps est extrêmement subtile, telles certaines pathologies dentaires ou cicatrices qui créent à elles seules un cortège de symptômes dont on ne comprend pas la rigueur du lien », Dr Odile Cavanna

« Cancers oto-rhino-laryngologiques (ORL) : le manque d'hygiène bucco-dentaire favorise son apparition », Dr Philippe Lagarde

Dépistage

« Le dépistage permet de repérer de nombreuses petites tumeurs qui n'auraient jamais entrainé d'inconvénients si elles n'avaient pas été diagnostiquées comme 'cancers' par une biopsie », Dr Sauveur Boukris

« Dépister, c'est découvrir de petites tumeurs. Or ces petits cancers sont rarement agressifs. Ils auraient pu rester à l'état dormant pendant des décennies, voire durant toute la vie du patient », Dr Laurent Schwartz

« Il y a de plus en plus de cancers parce que le dépistage est beaucoup plus précoce», Pr G. Mathé

« On multiplie les maladies. En cancérologie par le dépistage systématique », Dr Nicole Delépine

« Un cancer peut être éliminé par les mécanismes anticancer du corps. Le traitement agressif du cancer au stade précoce est tout simplement inutile », Dr Jason Fung

« Pour le cancer de la prostate, le message est clair : s'il n'y a pas de symptômes, ne pas faire de dépistage », Dr Jean-Pierre Thierry

« Le dépistage vraiment efficace est la recherche des terrains précancéreux qui vont prédisposer à la maladie cancéreuse », Dr Philippe Lagarde

Dépression

« La dépression sévère et surtout prolongée, accentuée par l'absence de soutien, prédispose aux risques d'un cancer », Pr David Khayat

« Les gens anxieux ou déprimés ont un risque plus grand de tomber malades ou d'avoir un cancer », Rupert Sheldrake

« Les cas sont si fréquents, dans lesquels l'angoisse, l'espoir déçu, la déception, sont suivis par la croissance et l'augmentation du cancer, qu'il n'est guère possible de douter que la dépression mentale est une addition puissante à d'autres influences favorisant le développement de la constitution cancéreuse (et l'apparition du cancer) », James Paget

« La curcumine a un effet antidépresseur égal à celui du prozac (sans les inconvénients). Ceci ajoute un intérêt certain dans les états cancéreux où il n'est pas forcément facile de garder le moral au beau fixe », Michel Dogna

Déséquilibre

« Les déséquilibres alimentaires, quels qu'ils soient, peuvent être favorables à l'installation du cancer », Raymond Dextreit

« Les traumatismes émotionnels, les réactions mentales négatives conservées dans le corps, ont pour effet inéluctable de bloquer l'énergie, ce qui engendre blocages musculaires et toutes sortes de déficiences et de déséquilibres », Marie Desjardin

« Le déséquilibre vibratoire cause le cancer », Jacques La Maya

Désespoir

« Le désespoir accélère la prolifération des cellules nocives par trois fois selon les statistiques », Lise Bourbeau

« Ces moments de découragement sont aussi ceux qui peuvent nous ouvrir la porte de nos trésors cachés, de nos énergies secrètes, qui restent inaccessibles au fonctionnement habituel de notre mental. Alors, dans ces moments de désespoir, un instant de grâce peut éclore d'une manière totalement inattendue », Dr Philippe Dransart

« Lorsqu'on a connu le cancer, tout ce qui nous libère du désespoir renforce du même coup notre capacité physique à faire face à la maladie », David Servan-Schreiber

Désintoxication

« Désintoxiquer l'organisme en éliminant les produits cancérisants et les déchets : café, thé, alcool, tabac, vapeurs toxiques, vitamine B12, sucre, surcharges lipidiques, antioxygènes », Dr Philippe Lagarde

« Le foie, maître de la désintoxication. Pour garder un foie en bon état, il convient d'éviter définitivement les aliments avec additifs chimiques, l'alcool, les boissons gazeuses, les fixatifs capillaires, les désodorisants chimiques, les huiles végétales réchauffées (fritures), les pâtisseries commerciales, etc. », Michel Dogna

« Quand le corps essaye de se désintoxiquer par les glandes sudoripares, le processus ne doit pas être arrêté ou gêné », Charlotte Gerson

Désir

« Devient cancéreux celui qui réalise que 'l'objet de son désir' est mort », Dr Henri Pradal

« Tes désirs, tes buts doivent toujours être au service de ce que tu veux être », Lise Bourbeau

Désir de vivre

« Ce qu'une cellule cancéreuse nous donne à voir, c'est comme un désir de vivre qui a perdu son sens. De sorte que, tandis que le malade se demande pourquoi il est malade, c'est comme si dans son corps ses cellules se demandent ´pour quoi je vis ?´ », Dr Philippe Dransart

« Les gens qui ont encore des rêves et un fort désir de vivre bénéficient de puissants atouts pour accélérer un éventuel processus de guérison », Josie Raven Wing

« Les psychothérapeutes qui travaillent aujourd'hui avec des patients souffrant d'un cancer ont compris l'importance de raviver le désir de vivre chez leurs patients. La première étape consiste en général à retrouver et à guérir les traumatismes du passé dont les blessures mal cicatrisées continuent de drainer la force vitale. Au cours de la deuxième étape, il faut apprendre à chacun à cultiver cette douceur et cette flamme toujours allumée au fond de soi », David Servan-Schreiber

Desmodium

« L'utilisation du Desmodium permet de réduire les nausées et d'améliorer la récupération après les traitements», Dr Alain Dumas et Dr Éric Ménat

« Desmodium: c'est un antiallergique et hépato protecteur et ces propriétés tombent opportunément bien car dans le cas du cancer, le corps du malade est inondé de molécules toxiques (chimiothérapie) ainsi que de toutes celles qui seront administrées pour atténuer les effets de la chimiothérapie (anti nauséeux, antalgiques, facteurs de croissance médullaires, corticoïdes…) et qui seront métabolisées par le foie. Ainsi cette plante naturelle soulagera le foie en permettant un meilleur catabolisme des médicaments, tout en protégeant la cellule hépatique », Drs Idir & Salim Laïbi

Détoxication

« Il y a de plus en plus de raison de penser qu'un problème de détoxication intracellulaire est impliqué dans les maladies du système immunitaire, telles que les cancers et les allergies », Dr Hiromi Shinya

« Pour faciliter la détoxication hépatique, on peut consommer du radis noir (en ampoules), de l'artichaut (en ampoules ou en gélules) et du boldo (en tisane) », Dr Yann Rougier

« Les huiles essentielles induisent la détoxication hépatique. Les substances cancérigènes sont ainsi métabolisées et neutralisées par le foie », Maurice Nicole

« La détoxication de l'organisme des toxines réveille l'organisme et stimule ses défenses. Les traitements à base de chlorella, chardon marie, ail, oméga-3, coriandre sont simples et efficaces. Pensez aussi à faire cette détoxification après les traitements anticancéreux pour détoxiquer l'organisme de leurs résidus », Dr Luc Bodin

Détresse

« La détresse psychologique représente un facteur associé à un risque accru de progression du cancer », Dr Richard Béliveau

« Le cours de la maladie en général est influencé par le stress, la détresse émotionnelle », Eugène P. Pendergrass

« De toutes les causes du processus cancéreux, de n'importe quelle forme de cancer, les agents névrotiques, psychiques, sont les plus puissants. De ceux qui sont les plus répandus, la détresse de l'esprit est la plus souvent rencontrée ; le travail épuisant et la privation suivent, dans l'ordre », Snow

Deuil

« Le deuil diminue la réponse immunitaire du corps », Dr Carl Simonton & Stephanie Matthews Simonton

« Le deuil est associé à un risque accru de développer un cancer du col de l'utérus », Dr Julien Drouin

Diagnostic (du cancer)

« Pour vous aider à digérer ce diagnostic, la première chose à faire est d'en parler », Dr Luc Bodin

« J'ai constaté que les survivants du cancer réagissaient souvent à leurs diagnostics de la même manière : ils partageaient une tendance à considérer leur maladie non pas comme une menace de mort, mais comme un signal d'alarme, et ils montraient une volonté d'adopter un changement radical et positif », Laura Bond

« Un diagnostic de cancer est aussi un événement qui entraîne une baisse du système immunitaire chez d'autres membres de la famille immédiate », Dr Christian Boukaram

« La toute première chose à laquelle il faut s'attaquer dès le diagnostic d'un cancer, c'est l'alimentation », Maurice Nicole

Diète

« Pour réduire les effets secondaires des chimiothérapies et en particulier les nausées, il peut être utile de faire une diète, voire de jeûner, le jour de la chimio ainsi que la veille et le lendemain. Nous avons une préférence pour des diètes au potage ou bien aux jus de légumes », Dr Alain Dumas et Dr Éric Ménat

« La diète, le jeûne, sont parfois utiles mais peuvent être dangereux s'ils sont mal compris ou mal appliqués », Dr Philippe Lagarde

Distance

« Le secret le mieux gardé de la science médicale est l'énorme accumulation de preuves montrant que l'intention de guérison à distance guérit », Dr Larry Dossey

« Aux États-Unis, la guérison à distance est l'une des pratiques de guérison les plus courantes après la médecine conventionnelle », Patrick Drouot

Dose

« Les doses de substances cancérogènes, si petites soient-elles, s'accumulent durant toute une vie », Daniel Kieffer

« Aucun toxique n'est cancérigène en deçà d'un certain seuil, mais tout aliment est cancérigène au-delà d'un certain seuil », Robert Masson

Douleur

« La cause la plus commune de la douleur est l'augmentation de la masse tumorale [ ] dans un espace aux limites non extensibles [ ]. C'est le cas des tumeurs du crâne, de l'abdomen, des parties molles par mise en tension des aponévroses », Dr Philippe Lagarde

« Chimiothérapie et radiothérapie : peuvent être utiles dans certains cas, tels qu'une trop grande souffrance physique ou une trop grosse tumeur qui presse contre les organes adjacents, mais seulement à faible dose et pendant une courte période », Fred Evrard

« Douleurs : des compresses d'huile de ricin et/ou des compresses de boue d'argile peuvent être appliquées localement », Charlotte Gerson

« À antalgie égale, douleur et anxiété sont améliorées de 10 à 50 % lors d'un soin avec musique », Claire Oppert et Jean-Marie Gomas

« Afin de soulager la douleur, il peut être judicieux d'avoir recours à des thérapies complémentaires comme l'acupuncture, l'hypnose ou bien encore la méditation, le yoga … afin de détourner celle-ci et de relâcher la tension musculaire qu'elle cause », Gersende Bargine et Philippe Gourdin

« Le meilleur antidouleur est un lavement au café », Michel Dogna

« Le sport à intensité même légère permet de produire des endorphines qui agissent comme des antidouleurs naturels », Élise Boghossian

« Chélidoine : calme les douleurs du cancer de l'estomac et restreint son extension », Raymond Dextreit

« L'organisme détient un merveilleux antidouleur. Au niveau de l'occiput (derrière la tête) se trouve une petite zone membraneuse, de part et d'autres de cet os très dur. L'une des techniques de l'ostéopathie crânienne consiste à compresser cette zone appelée quatrième ventricule pour supprimer toutes les inflammations du corps », Pierre Hammond

Douleur – Visualisation positive

« Posez vos mains sur la partie malade, en imaginant la chaleur de la bienveillance et de l'amour qui descend tout doucement dans vos tissus. Sentez cette chaleur, comme si elle enveloppait votre souffrance pour finalement la résorber, comme une lumière résorbe l'ombre sans même avoir à la combattre. Faites descendre la paix jusque dans votre corps, dans vos cellules, tout comme dans votre existence… Afin de vous décoller de ce qui était une source de souffrance et qui à présent n'a plus lieu d'être », Dr Philippe Dransart

« Prenez une grande inspiration par le nez et imaginez que l'expiration sorte à l'endroit de la douleur, comme si l'air passait par la partie en souffrance et la nettoyait », Natacha Calestrémé

Drainage

« Les drainages sont des moyens qui nous aident à nettoyer notre organisme », Christopher Vasey

« L'origine du cancer est polyfactoriel : encrassement toxinique de l'organisme dû à un blocage des émonctoires naturels. Ainsi, il apparait de première importance de stimuler et de libérer ces émonctoires afin de permettre aux toxines d'être éliminées », Dr Jean-Pierre Willem

« Toutes les maladies se guérissent au moyen de quelque évacuation, ou par la bouche, ou par l'anus, ou par la vessie, ou par quelques émonctoire. L'organe de la sueur en est un, qui est commun pour tous les maux », Hippocrate

Drainage lymphatique

« Après ablation d'un sein, l'idéal serait de faire le DLM (drainage lymphatique manuel) tout de suite après l'opération », Dr Philippe Lagarde

« Lorsqu'une patiente présente un bras très enflé à la suite d'une opération d'un cancer du sein et d'un curetage des ganglions, on exerce des manœuvres de drainage sur le masséter, et l'œdème diminue considérablement », Pierre Hammond

E comme... Emotions

Les émotions jouent un rôle crucial dans la santé, et leur impact sur le cancer est bien établi. Selon les experts, les émotions négatives, telles que le ressentiment ou les traumatismes non résolus, sont particulièrement dangereuses, car elles peuvent créer des nœuds énergétiques qui affaiblissent le système immunitaire et contribuent au développement de maladies telles que le cancer.

Il est essentiel de laisser les émotions circuler librement ou tout du moins, de traiter les émotions réprimées pour maintenir une bonne santé.

Pour les personnes malades, et principalement du cancer, il est plus bénéfique de les encourager à exprimer leurs véritables sentiments plutôt que de leur offrir des assurances superficielles.

Eau

« Protecteurs de la fonction rénale : un patient doit boire obligatoirement au moins 2 litres d'eau par jour », Dr Philippe Lagarde

« L'eau du robinet, même si elle est contrôlée, est loin d'être parfaite. Elle contient des pesticides, des résidus médicamenteux, des détergents, des phtalates (provenant des revêtements des tuyaux) et des résidus de traitement par le chlore soupçonnés d'être cancérigènes », Anne-Claire Mèret

« Pour aider le rein dans sa fonction d'élimination sans le surcharger, le choix se portera sur des eaux de boisson peu minéralisées (résidu à sec < 50 mg/l) en excluant les eaux gazeuses, l'eau du robinet non filtrée et les eaux minérales, et en veillant à un apport quotidien de 1 l à 1 l et demi », Isabelle Pion

Écriture

« L'écriture vous aidera à retrouver toute la violence (donc la douleur) de vos émotions cachées, même les plus inavouables. Et c'est cette énergie d'amour blessée que les exercices de delta-psychologie vous aideront à récupérer pour mieux soutenir vos forces naturelles de guérison », Dr Yann Rougier

« L'écriture est un véritable exutoire, permettant à la fois de se libérer des émotions ou des charges qui nous entravent », Odile Chabrillac

« En réécrivant l'histoire de l'événement qui a généré notre culpabilité, notre mental cesse de l'intégrer comme un traumatisme. Ce retour sur le passé, qui ne dure que quelques minutes, enlève pour toujours les schémas qui nous limitaient et soulage le reste de notre vie », Natacha Calestrémé

« Nous demandons à tous nos patients d'écrire trois objectifs à trois mois. Trois objectifs à six mois ; et trois objectifs à un an », Dr Carl Simonton & Stephanie Matthews Simonton

Édulcorant

« Les édulcorants comme l'aspartame sont susceptibles d'être cancérigènes », Giulia Enders

« [Des] études sur le rongeur montrent que l'exposition chronique à l'aspartame induit des cancers », André Cicolella

EFT (Emotional Freedom Technique)

« L'EFT [est] un outil idéal dans la prise en charge psychologique du cancer », Dr Julien Drouin

« EFT : des études nombreuses ont prouvé son efficacité notamment pour se débarrasser des peurs, déstresser, etc. Il va de soi que pour un patient cancéreux, ce traitement est loin d'être un luxe », Drs Idir & Salim Laïbi

Égoïsme

« Tu as le droit de vivre pour toi et ça devrait être ton plus grand but dans la vie. Ce n'est pas égoïste de penser ainsi, c'est de l'amour de soi. Être égoïste, c'est vouloir que l'autre s'occupe de tes besoins avant les siens. T'aimer, c'est t'occuper de tes besoins avant ceux des autres », Lise Bourbeau

« L'homme doit porter en lui un 'égoïsme sain' et ne doit pas s'oublier lui-même », Dr Matthias Kamp

Embonpoint

« Les individus qui souffrent d'embonpoint (affichant un IMC situé entre 25 et 29) ont déjà 50% plus de risques de mourir des suites de leur cancer [de la prostate] que les hommes minces », Dr Richard Béliveau

« L'embonpoint constitue un caractère certain de précancérose », Pierre-Valentin Marchesseau

Embryologie

« Les cellules cancéreuses pourraient être le résultat de la réactivation de gènes qui permettent le développement embryologique normal », Jayme Cofre et Eliana Abdelhay

« Une cellule cancéreuse est un retour à une étape embryonnaire », Dr Stephan Lanka

EMDR (Eyes Movement Desensitization and Reprocessing)

« Je me suis mis à pratiquer l'EMDR quasi systématiquement avec les patients souffrant d'un cancer. Il est bien évident que cela ne suffit pas à guérir du cancer, mais cela permet souvent aux défenses naturelles de reprendre leur élan », David Servan-Schreiber

« L'EMDR permet de cicatriser les vieilles plaies du passé », Sophie Luguet-Saboulard

Émotion

« Il existe bel et bien un lien de causalité entre nos émotions et le cancer », Pr David Khayat

« Chaque émotion ressentie dans notre corps provoque des changements chimiques - pH et hormones -, qui reflètent nos sentiments », Gregg Braden

« Lorsqu'il y a émotion, il se produit nécessairement une agitation intérieure qui a de petites ou de grandes répercussions sur notre organisme selon la nature et l'intensité de l'émotion en cause. Ces répercussions peuvent aller du simple malaise à une maladie comme le cancer », Claudia Rainville

« Il est essentiel de laisser les émotions circuler librement sans les emprisonner dans son esprit et dans son corps », Dr Kelly A. Turner

« Le système immunitaire (système de défense de l'homme) est en grande partie déterminé par son état émotionnel », Dr Matthias Kamp

« Trois aliments de base agissent sur nos émotions présentes : l'isoflavone, le magnésium et les fruits et légumes frais. Nous avons besoin d'une dose minimale de ces trois composants pour rester en forme », Pr Michel Le Joyeux

Émotion négative

« Pour beaucoup de malades atteints de cancer, le psychisme, les émotions négatives, comme la perte d'un être cher ou le fait d'être abandonné par son mari, pouvaient être à l'origine de cette maladie, ou du moins avoir contribué à son éclosion », Pr David Khayat

« Chaque rancune entretenue enlève de l'énergie. Quand une personne arrive à s'avouer qu'elle en a voulu à son parent, elle n'aura pas [de] cancer », Lise Bourbeau

« Un ressentiment qui dure peut provoquer des tumeurs, la syphilis, de l'ostéoporose, un lupus, des maux de dos, etc. », Inna Segal

« Les émotions réprimées, accumulées depuis l'enfance suite à des traumatismes psychologiques, sont de puissants toxiques environnementaux », Dr Julien Drouin

« La maladie est liée à une émotion désagréable. Que celle-ci soit récente ou très ancienne, elle s'est incrustée dans notre organisme, jusqu'à créer en nous un nœud énergétique. C'est ce nœud qui génère sur le long terme le dysfonctionnement de notre santé. Le blocage des énergies nous rend alors fragiles [...]. Il est nécessaire de dénouer ce nœud énergétique. C'est ici que se trouve la clé de notre santé ! », Natacha Calestrémé

Encouragement du malade

« Surtout, ne dis pas des choses telles que : 'ne t'en fais pas, tu vas t'en sortir'. Combien de personnes atteintes de cancer m'ont déjà avoué en avoir ras-le-bol d'entendre cette phrase toute faite. Il est bien plus important d'encourager la personne à parler de ce qu'elle vit, plutôt que de parler de ce que nous voulons pour elle », Lise Bourbeau

« C'est une faute d'essayer de calmer et de consoler trop tôt ou d'offrir des assurances réconfortantes. Faire cela arrêterait tout simplement le patient dans l'expression de ses vrais sentiments. On doit lui donner le temps, sans contrainte, d'être sur sa lancée », Beata Bishop

« Faites des commentaires lorsque le patient a meilleure mine. Faites attention à observer les signes d'amélioration, et faites savoir à ceux qui vous sont chers combien cela vous fait plaisir », Dr Carl Simonton & Stephanie Matthews Simonton

Encrassement

« Le processus de cancérisation cellulaire [...] débute réellement avec l'encrassement intracellulaire », Isabelle Pion

« Un excès de poids est cause de fatigue et d'encrassement de l'organisme, ce qui est toujours préjudiciable lors d'une maladie cancéreuse », Dr Luc Bodin

Endocrinien

« Les tumeurs [sont] l'œuvre d'une déchéance endocrinienne », Pierre-Valentin Marchesseau

« Les traitements endocriniens sont parfois traumatisants et mutilants. Il est donc essentiel de les limiter aux seuls malades qui pourront en bénéficier, ceux qui sont atteints d'un cancer dont l'évolution dépend des hormones (un cancer hormonodépendant) », Dr Philippe Lagarde

Énergétique

« Le cancer débute à un niveau énergétique », Anita Moorjani

« Toutes les maladies sont des dysfonctions de l'énergie », Marie Desjardin

« Toute blessure émotionnelle créerait une sorte de nœud dans notre corps qui bloquerait l'énergie circulant dans nos cellules », Natacha Calestrémé

« Tout est énergie. Les couleurs sont énergie, comme votre corps. Chaque couleur va agir sur une partie du corps et sur le moral », Adeline Demesy

Enfance

« Les événements stressants subis durant l'enfance laissent des traces puisqu'ils augmenteraient le risque de développer un cancer précoce ou de mourir avant l'âge de 50 ans », Michelle Kelly-Irving

« D'après le travail de Moirot, il semblerait que le 'cancérisable' soit un sujet qui a mal réagi au stress de son enfance et qui a acquis une tendance à l'autodestruction », Sylvie Simon

« Un traumatisme psychologique dans l'enfance engendre un marquage épigénétique cancérigène, à même d'être neutralisé par un soutien psychologique. Guérir les traumatismes d'enfance est un point capital du traitement », Dr Julien Drouin

Enfant

« Les cancers de l'enfant ne sont que la conséquence d'un vieillissement précoce suite à une anomalie du génome », Dr Laurent Schwartz

« Nos enfants sont porteurs de nos dettes, dettes dans le sens de dynamique non résolue, de ce que nous avons mal vécu et qui est refoulé entre nous », Françoise Dolto

« Il faut que les enfants de parents atteints d'un cancer soient informés plus complètement qu'aujourd'hui, le silence ou le non-dit étant semble-t-il plus anxiogène que la vérité », Pr Henri Joyeux

« Les jeunes enfants ont encore intérieurement un lien particulier avec la mère, si bien que l'attitude spirituelle de celle-ci exerce une influence capitale sur le processus de leur guérison », Dr Matthias Kamp

Ensoleillement

« Correctement utilisé, l'ensoleillement participe activement, par exemple, à la guérison des troubles osseux, cutanés, métaboliques (sanguins et hormonaux notamment, mais aussi de certains cancers) et dépressifs », Daniel Kieffer

« L'ensoleillement renforce nos défenses naturelles contre le cancer et contre l'infection », Dr Édouard Pélissier

Entourage

« Les gens qui survivent au cancer cessent d'essayer de plaire à tout le monde. Ils renoncent à se soucier de ce que tout le monde pense » ; Dr Lissa Rankin

« Ne permettez à personne avec un rhume ou une grippe [...] d'être à proximité du patient ! », Charlotte Gerson

« Dans ta vie, les autres sont seulement là pour t'aider à devenir conscient de ce que tu acceptes ou non de toi », Lise Bourbeau

« Les personnes qui se trouvent en voie de guérison doivent tout spécialement apporter un grand soin dans le choix de leur entourage et des personnes à qui elles ouvrent leur cœur », Dr Matthias Kamp

Envie de vivre

« Il est rare de voir guérir un malade qui n'a pas envie de guérir et qui se laisse aller à la maladie, même s'il reçoit des soins adéquats », Anne Ancelin-Schutzenberger

« Dans le meilleur des cas nous vivons la maladie comme une parenthèse, et nous attendons d'être guéris pour enfin oser revivre. Et si c'était l'inverse ? Si revivre était justement ce qui allait nous permettre de guérir ? […] Le désir de vivre ne s'use que si l'on ne s'en sert pas », Dr Philippe Dransart

Environnement

« Où chercher les causes de ce surcroit de cancers, si ce n'est dans les bouleversements de notre environnement ? », Dr Laurent Chevallier

« On a trop focalisé sur le microbe, le virus ou le toxique cancérigène, et pas assez sur le sujet, sur son histoire passée et présente, ses rapports avec son environnement », Pr Henri Laborit

« L'environnement 'allume' le cancer », Dr Julien Drouin

« Le cancer est déclenché par une intoxication de l'environnement. Il peut être neutralisé par un environnement sain », Dr Dean Ornish

« 60 à 80 % des cancers sont liés à l'environnement », Dr Dominique Georget-Tessier

Enzymothérapie

« L'action des enzymes va permettre, indirectement, d'amplifier les réactions immunitaires du patient vis-à-vis de la tumeur et l'efficacité des chimiothérapies », Dr Alain Dumas et Dr Éric Ménat

« Les enzymes : elles accentuent l'efficacité des traitements anti cancer », Bernard Burlet (site acteur-nature)

Épigénétique

« Les changements épigénétiques sont suffisants pour provoquer le cancer. Sans qu'aucune mutation de l'ADN ne soit présente », Pr Chao Lu

« Il est désormais largement admis que des anomalies épigénétiques contribuent au développement et à la progression de maladies humaines, en particulier de cancers », Inserm (Institut National de la Santé et de la Recherche Médicale)

Épreuve

« Tout nous est donné pour le meilleur ; même les épreuves difficiles à accepter peuvent être des défis d'amour », Marie Elia

« Toute épreuve est un cadeau déguisé : c'est l'opportunité de soigner nos blessures ou celles héritées de nos proches », Natacha Calestrémé

« Les épreuves de la vie qui peuvent nous causer de la souffrance sont souvent là pour nous faire évoluer et comprendre qu'il faut ouvrir notre cœur et non le fermer », Dr Anne-Marie Giraud

« Les épreuves nous poussent à nous remettre continuellement en question et à avancer », Patricia Darré

Equilibre

« Le cancer est une prolifération incontrôlée d'un (ou des) clone(s) cellulaire(s), ne respectant pas les règles d'équilibre (homéostasie) de l'organisme », Dr Jean-Loup Mouysset

« Le cancer est le reflet d'un déséquilibre, d'un défaut dans le processus de compensation inhérent à la machine humaine », Jean Pélissier

Équilibre acido-basique

« L'acidose sanguine constitue un état défavorable au développement de la cellule cancéreuse ; la tendance à l'alcalose sanguine contribuant à son éclosion », Reding

« En jouant simplement sur l'écosystème acido-basique, il est possible d'agir sur la cellule cancéreuse », Dr Anne Marie Giraud

Espérance de vie

« La survie des opérés ayant un système immunitaire en bon état est nettement allongée par rapport aux autres », Dr Philippe Lagarde

« On peut facilement gagner 10 ans de vie simplement en cessant de fumer », Dr Édouard Pélissier

Espoir

« L'espérance de guérir est déjà la moitié de la guérison », Voltaire

« L'espoir est un ingrédient essentiel à la guérison », Maurice Nicole

« Quand le médecin croit que son malade peut guérir, cela aide le malade à avoir bon moral et à guérir, car la foi en la guérison possible est contagieuse », Anne Ancelin-Schützenberger

« L'espoir est un élément important de survie pour le (la) malade ayant un cancer », Dr Carl Simonton & Stephanie Matthews Simonton

Estomac

« Helicobacter Pylori (HP) : il est à l'origine de plus de 50 % des cas de cancer de l'estomac », Pr Henri Joyeux

« Cancer estomac : houblon, chélidoine, consoude », Raymond Dextreit

« Le cancer de l'estomac touche tout particulièrement les personnes qui vivent presque quotidiennement dans une situation d'impuissance face à une injustice ou qui vivent des remords par rapport à un événement passé », Claudia Rainville

« Les personnes qui souffrent de l'estomac sont souvent des personnes qui ont un lien très fort avec leur mère. L'estomac, c'est aussi le pain quotidien, le souci de ce que l'on va manger demain, du travail que nous aurons. C'est également le lieu des choses que l'on doit 'avaler sans broncher', des choses que l'on subit et qui nous restent sur l'estomac », Dr Philippe Dransart

Évacuation

« Avant que le malade puisse entreprendre une démarche de guérison, il est primordial qu'il évacue de son organisme les toxines qui s'y sont accumulées », Michel Dogna

« Combien de personnes ont vu leurs maux ou troubles disparaître à la suite d'une simple cure de nettoyage, judicieusement appliquée », Christopher Vasey

Évolution de la maladie

« L'attente positive ou négative peut jouer un rôle significatif dans le dénouement, le résultat, l'évolution de la maladie », Dr Carl Simonton & Stephanie Matthews Simonton

« Tout comme le stress perturbera le bon fonctionnement du système immunitaire, la pensée négative, pessimiste ou déprimée rendra l'évolution de la maladie cancéreuse moins favorable. Au contraire, une pensée positive générera des chances supplémentaires de guérison », Dr Luc Bodin

Exercice physique

« L'activité physique est sans doute la meilleure façon d'améliorer la tolérance à la chimiothérapie », Dr Jean-Lionel Bagot

« L'exercice protège contre la progression du cancer et les métastases en induisant une forte demande en nutriments dans les organes internes, ce qui indique que la réduction de la disponibilité des nutriments pour les cellules tumorales représente une stratégie potentielle pour prévenir les métastases », D. Sheinboim, S. Parikh, P. Manich & I. Markus

Exercice physique – Visualisation positive

« L'un des ateliers de sport adapté que nous proposons à l'institut Rafaël est animé par un boxeur. Chacun des participants est équipé de gants de boxe et placé face à un punching-ball. L'entraîneur invite les patients à visualiser leur maladie dans ce punching-ball et à décharger sur lui tout ce qu'ils ressentent de colère, de frustration. Aucune limite n'est fixée ni aux coups portés ni aux mots prononcés », Dr Alain Toledano

Expression des sentiments

« Le cancer, c'est quelque chose que l'on garde en soi et qui n'est pas exprimé. La partie du corps qui a été affectée nous désigne ce qui a été refoulé et non exprimé », Martin Brofman

« Le fait que les gens gardent en eux leurs émotions ou les expriment mal peut conduire à des maladies graves comme le cancer », Dr Christian Tal Schaller

« Ce qui ne s'exprime pas en mots s'imprime, et s'exprime alors en maux », Anne Ancelin Schützenberger

« Fâchez-vous. Ensuite, passez à autre chose. Les personnes qui survivent au cancer ne se laissent pas faire. Ils confrontent. Ils expriment leur colère. Ils refusent d'être des paillassons. Ils exigent le respect. Ensuite, ils pardonnent. Ils ont lâché prise. Ils ne restent pas énervés. Ils libèrent le ressentiment », Dr Lissa Rankin

> ## F comme... Frugalité alimentaire
>
> La frugalité alimentaire, pratiquée par certains peuples, est associée à une meilleure santé et à une réduction des maladies de civilisation telles que le cancer.
>
> Une alimentation modérée, enrichie de fruits et légumes variés et colorés, peut inhiber la progression des cellules cancéreuses et stimuler le système immunitaire. Consommer régulièrement ces aliments est bénéfique pour la santé, réduisant notamment le risque de cancers du tube digestif, du sein et d'autres organes.

Facteur cancérigène

« Sont considérés comme facteurs cancérigènes avérés ou probables les radiations de toute nature, les pesticides, les dioxines, les PCB, certains métaux lourds, les particules issues du trafic automobile, certains virus, etc. », Isabelle Pion

« Il se pourrait bien que l'origine d'une maladie, et du cancer en particulier, ne soit pas liée à une seule cause mais à un ensemble de facteurs dans lequel la composante morale n'est pas négligeable », Dr Philippe Dransart

« Les traitements du cancer sont de plus en plus efficaces. Malheureusement, ils utilisent des techniques elles-mêmes cancérogènes », Dr Alain Dumas et Dr Éric Ménat

« Nous avons tous des cellules cancéreuses dans notre corps qui attendent un facteur déclenchant pour se développer. C'est souvent un choc émotionnel, un grand stress prolongé, une grande fatigue », Dr Luc Bodin

Famille

« Il [y a] peut-être une période de fragilisation des gens, quand ils commencent à atteindre l'âge où quelqu'un de leur famille a eu des ´ennuis´ ou un traumatisme : que ce soit une maladie grave, un accident, une mort... ou une injustice », Anne Ancelin-Schützenberger

« De nombreux cas de cancers [ont] été décelés parmi des gens qui se croyaient responsables de s'occuper de leurs frères et sœurs, voire de leurs parents. Plusieurs cas sont ainsi retrouvés chez des aînés de famille », Lise Bourbeau

« Sans que ce soit systématique, les traumatismes familiaux sont fréquents chez les femmes qui développent un cancer du sein », Géraldine Dormoy

« Observer les rapports de nos parents avec leurs propres parents et leurs frères et sœurs, puis regarder les relations que nous avons avec notre famille nous permet d'intégrer cet héritage émotionnel [...]. Tant que la blessure n'est pas guérie, elle se reproduit et elle est revécue par une personne de la famille », Natacha Calestrémé

Fatigue

« La fatigue n'a pas de traitement médical particulier. Des recherches de plus en plus nombreuses suggèrent toutefois que la pratique d'une activité physique permet de la réduire significativement », Min-Jung Kym et Dr Alain Toledano

« La tumeur peut perturber les fonctions vitales et entraîner des troubles métaboliques (une perte de magnésium ou un potassium) qui viendront encore aggraver la fatigue », Dr Anne Marie Giraud

Fer

« Un excès de fer favorise la prolifération des cellules cancéreuses, des bactéries et des virus. Ne jamais donner de fer lors d'un cancer, sauf en cas de carence grave et confirmée par une analyse », Dr Luc Bodin

« Un régime excessivement riche en fer (viandes rouges, lentilles, persil ...) est à déconseiller à toute personne atteinte de cancer ou d'une maladie virale. Le fer stimule la multiplication des cellules cancéreuses et virales. Il peut également perturber l'activité de certaines enzymes », Sylvie Beljanski

Fermentation

« Le cancer a une pause primaire : la fermentation », Dr Laurent Schwartz

« Une diminution de l'amidon signifie une réduction de la fermentation qui constitue la base de l'alimentation des cellules cancéreuses » Elisabeth Hobert

« Une cellule saine génère de l'énergie en prenant les nutriments dans les mitochondries. Quand ce processus est altéré, la respiration cellulaire devient impossible, ce qui provoque la fermentation de la cellule qui se met à grossir », Guy Tenenbaum

Fibre

« Plus de fibres, moins de risques de cancer », Raymond Dextreit

« En mangeant plus de fibres on peut faire baisser son risque de cancer colorectal de 40% », Thierry Souccar

« La cellulose nous protège de la constipation, de la diverticulose, du cancer colo-rectal », Georges Pinque

« Les fibres préviennent le développement des cancers, car, non digérées dans l'intestin grêle, elles arrivent dans le côlon où le microbiote va les fermenter de façon plus ou moins intense, [favorisant] la croissance de certaines bactéries et la production d'acide gras à chaînes courtes », Dr Dominique Georget-Tessier

Fièvre

« La fièvre induite artificiellement a le plus grand potentiel dans le traitement de nombreuses maladies, y compris le cancer », Dr Josef Issels

« Les fièvres artificielles – [bains chauds super-thermiques] – détruisent mieux les micro-cancers, et même les cancers bien constitués que les radiations et les antimitotiques », Pierre-Valentin Marchesseau

« Le tissu malin est sensible à une augmentation de la température et peut être tué par la fièvre. De là, en augmentant la température corporelle à 39° ou au-dessus est extrêmement avantageux », Charlotte Gerson

« La fièvre : elle est peut-être également un facteur essentiel de lutte contre le cancer », Jade Allègre

« Le cancer, sauf exceptions, serait plutôt une ´maladie froide´, assez froide en tout cas pour évoluer longtemps en silence. De manière assez curieuse, d'ailleurs, de nombreuses ´rémissions spontanées´ ont commencé par une fièvre importante, voire prolongée, comme si cette fièvre témoignait d'une violente réaction - enfin - de l'organisme face à l'intrus », Dr Philippe Dransart

«Donnez-moi une chance de créer de la fièvre, et je vais guérir n'importe quelle maladie», Parménides

Fleurs de Bach

« Les élixirs floraux mis au point par le docteur Bach gèrent nos affections en traitant certaines de nos émotions critiques : l'hypersensibilité, l'abattement, la peur, la solitude, le désespoir, une inquiétude excessive », Natacha Calestrémé

« Vous pourrez trouver un réconfort avec les fleurs de Bach pour un cancer. La médication du Dr Bach peut s'avérer être une aide considérable dans les périodes difficiles à gérer psychologiquement », Tom Vermeersch

Flore intestinale

« La richesse et la variété de la flore bactérienne intestinale est un incomparable agent de protection contre toutes les maladies (cancer compris) », Raymond Dextreit

« Une micro flore intestinale déséquilibrée avec excès de bactéries protéolytiques augmente les risques de cancer en produisant des enzymes transformant certains colorants alimentaires […] en substances carcinogènes », Isabelle Pion

« Tous les produits de chimiothérapie anticancéreuse sont plus ou moins destructeurs de la flore intestinale », Dr Philippe Lagarde

Fluor

« Le fluor attaque les matières organiques, engendrant des trifluométhanes qui sont des substances cancérigènes », Christian Brun

« La consommation prolongée de fluorure peut être liée à une augmentation du risque de cancer », Charlotte Gerson

« Le fluor provoque plus de morts humaines liées au cancer que n'importe quelle autre substance chimique », Dr Dean Burk

Foi

« La foi en sa guérison est un élément important. Elle apportera la confiance et la sérénité durant le traitement, mais elle sera aussi un 'turbo' pour sa réussite », Dr Luc Bodin

« Pour sortir de la tempête, vous avez besoin de trois choses : d'abord et avant tout, il faut y croire. Ensuite, vous avez à vous définir un cap : savoir ce que vous voulez, et à l'inverse ce que vous ne voulez pas, ou plus. Définir clairement ´ce que je veux´ est un puissant facteur psychologique de guérison. Affirmer ce que vous voulez, c'est aussi ne pas attendre que cela vienne plus tard. Ce sont les pierres que vous poserez aujourd'hui qui construiront votre maison de demain », Dr Philippe Dransart

Foie

« Que ce soit devant le cancer, ou n'importe quelle autre maladie, toute prévention et toute mesure curative doivent passer par le foie », Raymond Dextreit

« Le bon fonctionnement du foie est extrêmement important dans la lutte contre le cancer », Elisabeth Hobert

« Le foie exerce un rôle de filtre très important. Plus il est en bon état, plus le traitement de chimiothérapie sera efficace, car les médicaments sont métabolisés par le foie », Anouk Lepage

« Les enfants disposant d'un régime riche en protéines sont en fait les plus menacés par le cancer du foie », Dr Campbell

« 98 % des personnes atteintes de cancer des organes internes, comme aussi d'autres graves maladies du métabolisme, ne meurent pas de la maladie elle-même, mais plutôt des surcharges énormes du foie, ne pouvant plus éliminer les toxines et les éléments de décomposition des tumeurs », Michel Dogna

« Le foie sévèrement toxique et endommagé du cancéreux a besoin d'aide maximale pour améliorer ses fonctions vitales », Charlotte Gerson

« La colère est l'émotion qui appartient au foie », Jean Pélissier

Force

« Lorsque nous pouvons envisager toutes les issues sans culpabilité ni peur, alors le calme vient. Et dans ce calme, une force étrange s'éveille en nous », Dr Philippe Dransart

« Les remèdes les plus efficaces, ceux qui stimulent la santé et sont prodigués par la nature, et dont les guérisseurs font usage, sont largement ignorés des médecins spécialistes. Et pourtant, l'atmosphère entière dans laquelle nous vivons se trouve baignée de ces forces curatives ; seulement, l'aptitude à absorber ces forces varie d'un homme à l'autre », Charles de Saint-Savin

« Il y a plus de choses dans le ciel et sur la terre que ce que n'imagine votre sagesse scolaire », Shakespeare

Force vitale

« Le recouvrement de la santé par l'esprit ne peut être vécu que si l'homme, ayant orienté son esprit dans la bonne direction - et branché par là-même son corps sur un influx bénéfique, - reçoit un excédent de force vitale capable de l'extirper de la maladie et de le faire croître vers la santé », Dr Trampler

« La ferveur et l'enthousiasme sont la clé de notre élan vital », Saverio Tomasella

Frugalité alimentaire

« Les peuples sans cancer (Hunza, Okinawa…) […] vivent dans la frugalité alimentaire », Dr Jean-Pierre Willem

« Suralimenté, gavé, notre organisme s'encrasse comme un moteur, commence à avoir des ratés et tourne moins bien. Coutumière, cette surabondance nutritionnelle conduit vite à des maladies de surcharge, dites de civilisation, tels les problèmes cardiovasculaires et le cancer », Paule Daudier

« Pour diverses espèces animales, la réduction quantitative de la ration alimentaire diminue le risque d'apparition du cancer », Pr J. Leguérinais

Fruits & légumes

« Manger plus de fruits et de légumes ne peut que vous être bénéfique, que le cancer soit ou non un facteur de votre santé », Dr Andrew Weil

« Plusieurs variétés de chou, l'ail, l'oignon, le poireau et la betterave rouge inhibent totalement la multiplication des cellules cancéreuses », Dr Laurent Chevallier et Claude Aubert

« Astragale : stimule [] la production de macrophages, les 'cellules de l'immunité', d'où ses propriétés anticancéreuses », Élise Boghossian

« Légumes et fruits riches en carotène : carottes, patates douces, courge, citrouille, potimarron, tomates, kaki, abricots, betteraves, et tous les légumes ou fruits aux couleurs vives : orange, rouge, jaune, vert. Ils possèdent de la vitamine A et du lycopène qui ont la capacité prouvée d'inhiber la progression de cellules cancéreuses de plusieurs lignées dont certaines des plus agressives comme les gliomes du cerveau », David Servan-Schreiber

« Les consommations régulières de fruits et légumes variés sont associées à une réduction du risque de cancer de la bouche, du pharynx, de l'œsophage, de l'estomac, de tube digestif et du sein », Pr Michel Crépin

« Le risque de cancer se réduit de 73% chez les femmes génétiquement 'à risque' lorsqu'elles ont pour habitude de consommer jusqu'à 27 fruits et légumes variés par semaine », Dominick Léaud-Zachoual

« Entre les chimiothérapies ? Une orgie de fruits et de légumes !!! Plus ils sont colorés et plus ils seront bons pour vous », Dr Jean-Lionel Bagot

Fumer

« La fumée contient des radicaux libres qui oxydent les cellules, des substances irritantes qui provoquent l'inflammation chronique et des substances cancérigènes qui agressent directement les voies respiratoires et digestives, qui passent dans le sang et atteignent tous les organes, les vaisseaux, les glandes et les reins », Dr Édouard Pélissier

« Un fumeur sur deux sera tué par une maladie provoquée par le tabac, notamment infarctus, accident vasculaire cérébral ou cancer », Dr Édouard Pélissier

« La différence principale entre de gros fumeurs qui contractent un cancer des poumons et de gros fumeurs qui ne l'ont pas, c'est que les patients ayant un cancer du poumon n'ont 'pas de débouchés pour les décharges émotionnelles', Lawrence LeShan

Futur

« S'imaginer un futur acceptable, le visualiser est une manière de le faire arriver en dépit de toutes les catastrophes annoncées ou possibles », Pr Michel Le Joyeux

« En étant tout entier tendu vers un moment futur, vous passez à côté de toutes les pensées qui sont disponibles ici et maintenant pour ressentir dès maintenant des émotions positives », Clotilde Dusoulier

> ## G comme... Guérison
>
> La guérison est perçue comme un processus personnel impliquant l'acceptation, le pardon et la transformation intérieure.
>
> Visualiser positivement la guérison, se considérer comme un guerrier, et utiliser des techniques de visualisation créatrice peuvent renforcer les énergies de guérison. Des aspects spirituels et immatériels jouent également un rôle crucial dans ce processus.
>
> Face au cancer, l'échange et le soutien au sein d'un groupe sont essentiels pour cette guérison, favorisant le partage et la compréhension sans jamais forcer les individus. Des approches comme la méthode Simonton utilisent la psychothérapie de groupe et diverses techniques pour aider les patients à surmonter leurs épreuves.

Gemmothérapie

« Le cassis associé au séquoia géant pour lutter contre la fatigue, la toxicité hépatique, les phénomènes inflammatoires et la protection de la moelle osseuse (effet chimio protecteur). Le charme sera indiqué en cas de chute des plaquettes avec risque hémorragique. Son action est parfois surprenante et bien quantifiable. Le cornouiller sanguin aura sa place dans l'inflammation vasculaire avec risque de phlébite par son action de fluidification du sang », Dr Alain Dumas et Dr Éric Ménat

« Bourgeon de cassis : effet chimio-protecteur en cas de traitement de longue durée du cancer (chimiothérapie). Il stimule la circulation veineuse », Thierry Folliard (site Doctonat)

Génétique

« 95 % des cancers du sein ne sont pas transmis génétiquement », Dr Bruce H. Lipton

« Des études ont montré que des jumeaux qui ont le même patrimoine génétique présentent une prévalence pour le cancer différente s'ils adoptent un mode de vie différent », Dr Dominique Georget-Tessier

« La génétique ne joue qu'un rôle mineur dans le développement du cancer et l'environnement serait plutôt le facteur causal le plus important », Dr Christian Boukaram

« Il n'existe pas un gène du cancer (à ce jour) », Dr Éléonore Djikeussi

Géobiologie

« Toute personne vivant à la verticale du croisement de deux lignes Hartmann se trouve dans une zone géopathogène, autrement dit susceptible d'engendrer, chez les êtres humains, des troubles divers allant des migraines à répétition au cancer », Jean Daubier

« Le cancer coïncide presque toujours avec la présence de sources ou avec des failles est-ouest », Jacques La Maya

« Les personnes atteintes d'un cancer passent le tiers de leur vie, durant le sommeil, sur des 'points cancer', et – principalement – sur des rayonnements ionisants provenant du sous-sol à travers ses discontinuités », Alain de Luzan

Germanium

« Germanium organique : se lie à l'oxygène pour améliorer la respiration cellulaire, activité anti virale et antifongique, active les macrophages et les killers », Georges Pinque

« L'ail, le ginseng, la chlorella comme l'eau de Lourdes contiennent quantités de germanium 133, ce qui peut expliquer en partie leurs vertus anti cancéreuses ! Ceux qui en consomment régulièrement vivraient vieux, et sans cancer », Dr Luc Bodin

« Le germanium agit comme un filtre épurateur de l'organisme ; permet l'élimination des poisons et déchets de la cellule; détruit les radicaux libres toxiques ; a une action restructurante et revitalisante de la moelle osseuse », Dr Philippe Lagarde

Gernez (méthode Gernez)

« La technique de prévention active du cancer du Docteur André Gernez est très intéressante », Drs Idir & Salim Laïbi

« La stratégie à suivre [pour André Gernez] pour détruire le cancer évolué [est] à base de vitamines et de minéraux antioxydants naturellement présents dans les fruits et légumes », Sylvie Simon

Gerson (cure Gerson)

« Je vois dans le docteur Gerson un des plus éminents génies de l'histoire de la médecine. Ceux qu'il a guéri pourront attester de la véracité de ses idées », Dr Schweitzer

« Le régime alimentaire de la cure Gerson est totalement biologique et végétalien », Michel Dogna

« Cure Gerson & Kelley : on ne perd absolument rien à essayer ce traitement totalement naturel et anodin, composé d'enzymes animaux ou végétaux et de jus de légumes et de fruits bio et frais », Drs Idir & Salim Laïbi

« Les réactions guérissantes, aussi connues comme des flambées soudaines, recrudescences ou réactions curatives, font partie intégrante et essentielle de la thérapie Gerson », Charlotte Gerson

Gingembre

« Le gingembre est un puissant antioxydant. Le gingérol qu'il contient a des propriétés anti-inflammatoires et anticancer bien connues et démontrées in vitro », Guy Tenenbaum

« Le traitement externe [de la macrobiotique] contre le cancer pouvant être suivi consiste à appliquer quotidiennement durant cinq à sept minutes des compresses de gingembre, puis une compresse d'arbi pendant trois heures », Elisabeth Hobert

« Le gingembre peut réduire l'inflammation des tumeurs », Adeline Demesy

Ginkgo Biloba

« Ginkgo biloba agit sur les processus de fibrose. Il est indiqué en association avec les chimiothérapies et la radiothérapie », Dr Luc Bodin

« Ginkgo biloba : utilisé comme complément alimentaire pour prévenir la formation de cicatrices anormales à la suite de radiothérapies ou d'opérations», Dr Schachter

Ginseng

« Ginseng : il a une place de choix dans l'ensemble des moyens à mettre en œuvre pour la prévention des cancers », Jean Pélissier

« Le vrai ginseng, que l'on trouve chez les spécialistes de la phytothérapie chinoise, coûte relativement cher. La majorité des ginsengs vendus sous forme de gélules, capsules et autres liquides ne sont pas toujours de bonne qualité et ne méritent pas l'investissement », Élise Boghossian

« Ginseng : stimulant physique et psychique bien connu, il aide les personnes qui présentent une fatigue physique et une lassitude », Dr Alain Dumas et Dr Éric Ménat

Glucides

« Renoncer au sucre et aux glucides à assimilation rapide (farine blanche, alcool) réduit le taux sanguin de deux facteurs importants dans la progression du cancer : l'insuline et l'IGF-1 (insulin-like growth factor) », Pr Andreas Michalsen

« Les régimes riches en glucides et en sucre augmentent les risques d'inflammation et provoquent une résistance à l'insuline ; deux facteurs qui augmentent le risque de cancer », Fred Evrard

« L'intérêt des régimes hypoglucidiques est la réduction du taux d'insuline et du facteur de croissance ressemblant à l'insuline qui tous les deux stimulent les voies de prolifération cellulaire », Dr Éléonore Djikeussi

Glucose

« Le glucose est le carburant des cellules cancéreuses », Maurice Nicole

« Alors que les cellules normales utilisent comme source d'énergie des réactions à base d'oxygène, il semble que les cellules cancéreuses tirent leur énergie de réactions à base de glucose », Leslie Kenton

« Pour maintenir les rendements énergétiques nécessaires, les cellules cancéreuses doivent utiliser une quantité très importante de glucose », Dr Éléonore Djikeussi

« La cellule tumorale consomme une quantité accrue de glucose, ne peut le brûler et augmente de volume », Dr Laurent Schwartz

Graines de lin

« Dans une étude récente de l'université de Duke, la consommation quotidienne de 30 g de graines de lin moulu ralentissait la croissance des tumeurs de la prostate de 30 à 40 % », David Servan-Schreiber

« Des travaux conduits en laboratoire [ ] ont montré la capacité des lignanes du lin à combattre le cancer du côlon, du poumon, de la peau ou du sang », site web julienvenesson.fr

« Pour les femmes en postménopause, l'absorption de grandes quantités de lignane végétale a été associée à une réduction du risque du cancer du sein », Velentzis, Cantwell, Cardwell et al.

Graisse alimentaire

« Les graisses que nous consommons doivent être d'origine végétale et non saturées », Dr Philippe Lagarde

« Les graisses animales - surtout celles contenues dans la charcuterie et la viande - contribuent à l'augmentation du taux de cholestérol, des cardiopathies, du diabète et du cancer », Pr Andreas Michalsen

« Une alimentation excessivement chargée en graisse animale (lait de vache, beurre, fromage, charcuterie) finit par entartrer les vaisseaux et générer des déchets que le corps n'a plus la force d'éliminer », Jean Pélissier

« Les jeunes filles dont le régime est riche en graisses pourraient être victimes de plus de cancers à l'âge adulte, en lien avec une activité inflammatoire chronique », Pr Michel Crépin

« Le cancer ne peut pas complètement digérer et assimiler les graisses et les huiles. Ces résidus non digérés sont capturés par le tissu tumoral, qui ainsi grandit et prospère », Charlotte Gerson

Grandir

« La maladie, si vous devez en passer par là, est une expérience qui doit vous permettre de grandir », Alain Joseph Bellet

« Jusqu'à la dernière seconde, chacun de nous s'avère capable de grandir ; jusqu'à la dernière seconde, nous orientons la trajectoire de notre âme », Daniel Meurois et Anne Givaudan

Gratitude

« Chez les patients qui réussissent à survivre de façon considérable, la force qu'ils ont acquise s'accompagne d'une autre attitude, nouvelle elle aussi, celle de la gratitude. Ils sont devenus capables de percevoir une dimension de la vie qui leur échappait jusque-là », David Servan-Schreiber

« La gratitude est une émotion à haute vibration, proche de la joie : l'éprouver augmente votre niveau vibratoire, et par conséquent, vous rapproche davantage de la guérison », Sandrine Muller-Bohard

« Liste d'appréciation. Faites la liste de tout ce pour quoi vous êtes reconnaissants, de tout ce que vous êtes heureux de posséder dans la vie », Shakti Gawain

« La gratitude permet de bloquer les émotions toxiques comme l'envie et l'amertume », Maitre Eckhart

Grenade

« Ce consensus sur les vertus 'anticancer' du jus de grenade a été confirmé par une étude américaine sur les cellules du cancer de la prostate », Pr Michel Crépin

« La grenade est intéressante dans le cadre d'un cancer et protège le cœur », Guy Tenenbaum

« La grenade : c'est un puissant antioxydant qui non seulement protège la peau, mais aussi l'organisme contre les risques de maladies (surtout le cancer) », Rémi Moha

« Chez l'homme, la consommation quotidienne de jus de grenade diviserait par trois la vitesse de propagation de cancers établis de la prostate », David Servan-Schreiber

Groupe

« Que l'on soit ou non adepte des dynamiques de groupe, face à une épreuve comme le cancer, l'échange, le partage sont primordiaux. Nul ne peut rester isolé face à cela. Que jamais cela ne soit forcé, mais toujours encouragé, dans le respect des activités de chacun, à son rythme. Et si possible dans la joie », Min-Jung Kym et Dr Alain Toledano

« La méthode Simonton utilise la psychothérapie de groupe dans des stages intensifs de 5 à 10 jours avec discussion libre, psychodrame, jeux de rôle, utilisation de l'analyse transactionnelle et décodage des rêves ... et aussi de la relaxation, des dessins, de l'imagerie mentale et de l'exercice physique », Anne Ancelin-Schützenberger

Guérison

« On ne guérit pas un cancer ; c'est le cancéreux qui s'auto-guérit, en corrigeant ses erreurs de vie », Pierre-Valentin Marchesseau

« Lorsqu'on désencombre l'organisme, la plupart des maladies se résolvent d'elles-mêmes », Michel Dogna

« Trois décisions [à prendre] : transformer la peur en confiance, transformer l'attente en présence, transformer la guerre en paix », Dr Philippe Dransart

« La guérison ne peut s'opérer qu'avec l'aide du pardon et de l'acceptation de soi », Lise Bourbeau

« Pour moi, cheminer vers la guérison a donc commencé par une chose en apparence simple : accepter la maladie », Adeline Pasteur

« De manière générale, le processus de guérison s'amorce dès qu'on a compris la cause et qu'on a libéré ou transformé ce qui a donné naissance à notre affection », Claudia Rainville

« S'estimer guéri, c'est en être arrivé au point où le chemin qu'on a parcouru apparaît comme une chance et non plus comme une malédiction », Alice Detollenaere

« Plus la guérison paraîtra possible et accessible, et plus elle sera facilitée », Isabelle Pion

« La véritable guérison s'accompagne de bonheur, de comportements sains et d'un sens accru des buts que l'on se donne », Dr Kelly A. Turner

« La visualisation créatrice est le remède idéal pour se guérir, parce qu'elle agit directement à la source du problème, c'est-à-dire nos conceptions et nos représentations mentales. Visualisez-vous en parfaite santé, affirmez-le, voyez votre problème totalement résolu, guéri », Shakti Gawain

Guérison spirituelle

« Je crois que la guérison par voie immatérielle, au moyen de méthodes spirituelles, a devant elle un avenir aux possibilités insoupçonnées », Carl Gustav Jung

« Toute forme de guérison ne peut être complète que par l'action de la Grâce jusqu'à l'atome », Nadine Sarrion

« Il n'y a rien qui soit incurable, Dieu est le plus grand médecin », Bruno Gröning

Guérison – Visualisation positive

« Visualiser la victoire de votre corps sur le cancer et son retour à la bonne santé vous aide à réagir positivement et à vous comporter de manière à ce que cela arrive », Dr Carl Simonton & Stephanie Matthews Simonton

« Si vous parvenez à vous 'voir guéri' et à projeter cette certitude dans les projets de vie plus positifs qui vous correspondent davantage, toutes vos énergies de guérison en seront renforcées et se mettront plus rapidement en mouvement », Dr Yann Rougier

« Technique chamanique : pensez à une espèce animale que vous aimez. Un lion, un éléphant, un tigre, un aigle, un loup, un écureuil... [...] Amenez le mentalement à l'endroit de votre douleur, puis imaginez ce qu'il pourrait faire pour vous aider : il lèche l'endroit pour enlever l'inflammation, il soulage le muscle froissé, recoud des déchirures, tient chaud à votre gorge », Natacha Calestrémé

« Imaginez la cellule cancéreuse comme une erreur : de même que l'ombre craint la lumière, l'erreur craint par-dessus tout qu'on lui rappelle la vérité. Notre âme est 'ce qui nous anime', et c'est cette vérité-là qui peut chasser nos ombres autant morales que physiques. Ainsi, nous pouvons visualiser la rencontre avec ce qui nous anime, et nous focaliser, non pas sur l'ombre, mais sur la lumière et la vie qui nous portent », Dr Philippe Dransart

Guerrier

« Puisque que les malades [du cancer] qui ont guéri sont des guerriers persuadés qu'ils vont s'en sortir, mon travail est donc de transformer mes patients en guerriers », Carl Simonton

« Les patients qui guérissent du cancer sont des 'battants' persuadés du fait qu'ils peuvent guérir et qui se voient le faire », Dr Mireille Meyer

Gui (viscum album, iscador)

« Le traitement par iscador présente un traitement préventif du cancer très remarquable. Cette thérapeutique est également, à notre avis, un traitement préventif des rechutes qui a fait maintenant ses preuves », Dr Philippe Lagarde

« Le viscum album est un stabilisant et un réparateur de l'ADN. Le viscum album représente pour nous une base essentielle de l'accompagnement », Dr Alain Dumas et Dr Éric Ménat

H comme... Hasard

Les maladies ne surviennent pas par hasard, mais résultent de nos modes de vie, de nos pensées et des transgressions aux lois naturelles. L'hérédité ne joue qu'un rôle mineur dans l'apparition des cancers, qui sont principalement dus à des facteurs environnementaux et comportementaux. Le concept d'héritage émotionnel suggère que des épreuves non résolues peuvent se transmettre à travers les générations.

Habitude

« Ce sont d'abord et avant tout nos habitudes de vie qui demeurent les grands responsables de l'incidence élevée du cancer dans les sociétés industrialisées », Dr Richard Béliveau

« Dans la plupart des maladies chroniques, le premier traitement recommandé est un changement des habitudes de vie bien avant la prise de médicaments. Mais en pratique, il est tellement plus facile de rédiger une ordonnance », Dr Antoine Piau

« Les maladies ne sont que la conséquence de nos habitudes de vie », Hippocrate

Haine

« Celui qui peut avouer qu'il hait son père, au point de vouloir parfois le tuer, n'aura probablement pas de cancer », Lise Bourbeau

« Si vous ressentez de la haine à l'égard d'une personne, votre corps s'imbibe de cette énergie et vous la transportez désormais en vous. Bizarrement, votre quotidien va s'en trouver perturbé. Et des enchaînements malheureux vont suivre automatiquement », Natacha Calestrémé

Harmonie

« Pour être en bonne santé, il faut être en harmonie avec son âme », Dr Edward Bach

« Tout trouble physique est la conséquence plus ou moins directe d'une dysharmonie ou d'une faiblesse de l'âme », Anne et Daniel Meurois Givaudan

Hasard

« La localisation d'un cancer n'est pas le fruit du hasard », Dr Éric Ménat

« La maladie, l'accident, ne sont jamais l'effet du hasard et nous pouvons affirmer aujourd'hui que la façon dont nous concevons la vie, les pensées que nous générons avec force, les réactions qui nous sont propres, sont toujours génératrices des perturbations ou des maux qui nous encombrent », Anne Givaudan

« Les maladies n'arrivent pas par hasard. Elles se développent à partir de petites transgressions quotidiennes aux lois de la nature. Quand suffisamment de transgressions se sont accumulées, la maladie apparaît », Hippocrate

Hérédité

« Seuls 5% des patients atteints de cancer […] peuvent imputer leur maladie à l'hérédité », Dr Bruce H. Lipton

« L'hérédité ne joue qu'un rôle mineur dans l'apparition des cancers, l'essentiel des cas étant d'origine environnementale et comportementale», Pr David Khayat

« L'hérédité peut jouer un rôle majeur chez 5 à 10 % des patients », Dr Louise Comeau

Héritage émotionnel

« Libérez-vous de vos héritages émotionnels. Une épreuve qui n'a pas été digérée par un parent (mort ou vivant) a toutes les probabilités de se reproduire chez un de ses enfants ou petits-enfants (vous !). Prendre conscience des cycles qui se répètent dans votre famille permet de commencer la libération », Natacha Calestrémé

« L'âge auquel apparaît la maladie a aussi une certaine importance. Certaines jeunes femmes portent des histoires à la fois lourdes et subtiles, comme une sorte d'héritage parfois transmis sur plusieurs générations. La question n'est pas dans l'histoire dont elles ont hérité, mais dans la place indéfinie où elles se trouvent », Dr Philippe Dransart

Holisme

« Pour traiter le cancer, il faut à la fois soigner le corps, l'âme et l'esprit », Daniel Kieffer

« Nous guérirons mieux le cancer quand nous prendrons en compte cette maladie sous toutes ses facettes et lorsque nous connaîtrons mieux les causes multifactorielles qui s'imbriquent les unes aux autres comme dans un puzzle », Dr Anne-Marie Giraud

« Lorsqu'on est touché par le problème du cancer, toutes les dimensions de nôtre être sont bouleversées », Pr Henri Joyeux

« Les cancers […] sont multifactoriels », Dr Yann Rougier

Homéopathie

« L'homéopathie a une place de choix pendant les chimiothérapies », Dr Alain Dumas et Dr Éric Ménat

« L'homéopathie peut soutenir et améliorer l'état général pendant le traitement du cancer tout en diminuant les effets secondaires », Dr Jean-Lionel Bagot

Honte

« La honte est une énergie annihilante. C'est la 'non vie' », Dr Julien Drouin

« Le poids de la honte des ascendants pèse inconsciemment sur l'existence de leurs descendants, […] parasités par des idées qu'ils ne comprennent pas, des phobies qui les paralysent ou des obsessions qui les désespèrent à force de les envahir sans raison apparente », Saverio Tomasella

Hormonodépendance

« Un lien a été établi entre les cancers hormonodépendants, qui touchent le sein, la prostate et le côlon chez les deux sexes, et une alimentation industrielle trop riche en protéines et graisses animales », Isabelle Pion

« En cas de cancer hormonodépendant (ovaires, sein, utérus, prostate, testicules), je déconseillerai formellement de prendre tout complément ayant des phytohormones », Dr Luc Bodin

« Certaines huiles [essentielles] sont contre-indiquées en cas de cancer hormonodépendant », Adeline Demesy

« Les choux participent à l'équilibre hormonal et peuvent aider à la prévention des cancers hormonodépendants », Dr Alain Dumas et Dr Éric Ménat

Hormonothérapie

« Hormonothérapie : cette technique thérapeutique concerne essentiellement les organes plus naturellement sensibles aux hormones, tels le sein chez la femme et la prostate chez l'homme. Il s'agit de désactiver les récepteurs hormonaux qui contribuent à la multiplication des cellules », Dr Anne Marie Giraud

« Plusieurs œstrogènes de synthèse sont notoirement cancérigènes, mais ils restent encore recommandés par certains médecins », Sylvie Simon

« Les risques potentiels liés à l'utilisation de l'HTS (hormonothérapie substitutive) comprennent les cancers du sein et de l'endomètre, la thrombose veineuse et l'attaque cérébrale », Dr Anne MacGregor

Huile

« La friture des huiles à haute température entraîne la formation de dérivés cancérigènes », Dr Édouard Pélissier

« L'huile de paraffine est co-cancérigène (par ses impuretés résiduelles certainement) », Daniel Kieffer

Huiles essentielles

« Certaines huiles essentielles possèdent une activité cytotoxique (anticancer) », Danièle Festy

« Intérêt des huiles essentielles en cancérologie : amélioration de la tolérance des traitements conventionnels et […] effets sur la souffrance de la personne », Dr Anne-Marie Giraud

« Les huiles essentielles renferment des propriétés thérapeutiques d'une rare puissance dans le traitement du cancer », Maurice Nicole

Hygiène de vie

« En respectant de simples règles de vie, nous pourrions réduire de moitié le nombre de nouveaux cas de cancer (tabac, mauvaise nutrition et excès d'alcool, surplus de poids, sédentarité, environnement toxique à tous les niveaux) », Dr Louise Comeau

« Le traitement de première intention, scientifiquement validé, de la quasi-totalité des maladies chroniques repose en premier lieu sur l'hygiène de vie, alimentation et activité physique pour l'essentiel. Pas sur les médocs », Dr Antoine Piau

« L'hygiène du cancéreux aura pour but de désintoxiquer, de recharger et de reposer son organisme », Dr Philippe Lagarde

Hyperthermie (thermothérapie)

« La chaleur au-dessus de 42° neutralise les cellules cancéreuses, voire les détruit. En médecine moderne, on utilise cette

´hyperthermie´ en association avec certaines chimiothérapies pour augmenter leur efficacité », Dr Luc Bodin

« Les températures élevées peuvent endommager et tuer les cellules cancéreuses, en limitant généralement les dommages aux tissus sains », NCI (National Cancer Institute)

« Les cellules tumorales sont beaucoup plus fragiles que les cellules normales et résistent d'autant moins aux agressions. C'est-à-dire qu'à un même niveau de température, elles seront détruites alors que les cellules saines survivront», Dr Philippe Lagarde

Hypnose

« L'hypnose permet de diminuer les effets secondaires des chimiothérapies : en particulier les nausées et vomissements », Dr Luc Bodin

« Par l'hypnose on peut augmenter son taux vibratoire et se reconnecter à un bien-être profond », Dr Anne-Marie Giraud

> ### I comme... Initiation du cancer
>
> L'initiation du cancer est souvent liée à des chocs émotionnels majeurs et à des situations de stress intense, vécues avec un sentiment d'impuissance. Ces événements peuvent précéder de quelques mois à plusieurs décennies le diagnostic de la maladie.
>
> Le sentiment d'injustice, l'isolement social et le renoncement face à des conflits insolubles sont des facteurs émotionnels et psychologiques courants chez les patients atteints de cancer. Ces expériences contribuent à affaiblir le système immunitaire et peuvent accélérer la progression de la maladie.

Iatrogène (cancer secondaire)

« Il existe [] un type de cancer induit par les traitements anticancéreux eux-mêmes, que l'on appelle cancer secondaire et que nous nommerons les cancers iatrogènes », Drs Idir & Salim Laïbi

« Les bénéfices de la chimiothérapie ne sont habituellement que temporaires. La transformation de la tumeur initiale en une tumeur plus agressive compense la plupart des avantages initiaux tirés de la chimiothérapie », Dr Laurent Schwartz

IGF-1

« L'IGF-1 est un acteur majeur de risque de cancer », Thierry Souccar

« L'IGF-1 est essentiel. C'est l'un des messagers hormonaux les plus importants du corps. Si vous en avez trop peu, vous pourriez avoir un risque accru de maladies cardio-vasculaires, de diabète de type 2, d'ostéoporose et de déclin cognitif. Mais si vous en avez trop, votre risque de cancer du sein, de la prostate et de cancer colorectal augmente », Pr Jeff Holly

Immunité

« Le cancer, c'est une immunité perturbée dans une zone du corps », Pr Henri Joyeux

« Les patients qui ont développé le cancer ont un système immunitaire endommagé et sérieusement affaibli. Si ce n'était pas ainsi, il ne pourrait y avoir de cancer ! », Charlotte Gerson

Immunothérapie

« Immunothérapie : concept thérapeutique basé sur la stimulation des défenses immunitaires de l'organisme. L'immunothérapie globale consiste à stimuler les cellules du système immunitaire par l'administration de cytokines synthétiques (interféron, interleukine) », Dr Anne Marie Giraud

« Les travaux récents concernant les cellules cancéreuses et leurs facultés à se développer au sein d'un organisme remettent en question l'utilité et l'efficacité de l'immunothérapie », Dr Philippe Lagarde

Impuissance émotionnelle

« Le sentiment d'impuissance nourrit le cancer », David Servan-Schreiber

« Le cancéreux semble avoir réagi à ses problèmes ou stress avec un profond sentiment d'impuissance, ou de renoncement », Dr Carl Simonton & Stephanie Matthews Simonton

« A. H. Schmale et H. Iber ont observé chez leurs patientes atteintes de cancer, un type particulier de renoncement, un sentiment de frustration désespérée, sans aucun espoir, autour d'un conflit au sujet duquel il n'y avait pas de solution possible. Souvent ce conflit avait eu lieu six mois avant le diagnostic de cancer », Lawrence LeShan

« Le sentiment d'impuissance […] a pour effet d'affaiblir le système immunitaire et également de raccourcir la vie des sujets souffrant d'un cancer », Dr Kelly A. Turner

Infections

« Les complications infectieuses restent un problème quotidien en cancérologie. L'huile essentielle de Ravintsara prescrite durant toute la période de chimiothérapie prévient les infections, probablement en protégeant les cellules de l'immunité », Dr Anne Marie Giraud

« Une infection dentaire chronique peut être source de fatigue voire de dépression, mais aussi d'infections O.R.L. récidivantes et de diminution de l'immunité. Mais surtout, et en cas d'immunodépression, elle peut dégénérer en infection généralisée lors d'une chimiothérapie par exemple », Dr Luc Bodin

Inflammation

« La multiplication de certaines molécules inflammatoires qui découle de l'excès de graisse instaure des conditions favorables à l'apparition de mutations parmi les cellules précancéreuses », Dr Richard Béliveau

« Les inflammations chroniques peuvent se transformer en cancer », Dr Christian Boukaram

« L'inflammation (bronchite chronique, hépatite ou simple irritation chronique …) fait le lit du cancer », Dr Laurent Schwartz

« Inflammation chronique : sur un tel terrain, une moindre étincelle peut produire une explosion de pathologies chroniques dont le cancer », Dr Éléonore Djikeussi

« Le Pao Pereira a un effet anti-inflammatoire », Sylvie Beljanski

Initiation du cancer

«Combien de femmes perdant un proche revenaient six mois après avec un cancer du sein ?», Dr André Pierre Blanc

« Le cancer a également une racine psycho émotionnelle, et il est fréquent de retrouver dans l'histoire de vie des patients interrogés la présence d'un choc émotionnel majeur dans les 6 à 18 mois précédant le diagnostic, souvent associé à une situation de stress répétés. Et ce choc a bien pour caractéristique d'avoir été vécu dans un sentiment de totale impuissance », Isabelle Pion

« D'une à quarante années peuvent s'écouler entre l'initiation et la progression, c'est-à-dire entre le moment où les premières cellules se détraquent et le moment où le cancer nous envahit », Maurice Nicole

« Un événement particulièrement préjudiciable survient généralement 2 ans environ avant le déclenchement du cancer détectable», Dr Douglas Brodie

« Les causes des maladies chroniques doivent être recherchées souvent des dizaines d'années avant le diagnostic de la maladie », Pr Michel Crépin

Injustice

« Il y a des injustices subies qui font mal. Je le vois assez souvent dans des déclenchements de cancer liés au stress et au ressentiment », Anne Ancelin-Schützenberger

« L'ignorance nous amène à croire à l'injustice, mais en réalité rien n'est juste ou injuste. Il n'y a que les leçons de vie qui sont différentes d'une personne à l'autre ou d'une collectivité à l'autre », Claudia Rainville

Insuline

« L'insuline [] entraîne la prolifération et croissance cellulaire et inhibe la mort cellulaire programmée », Dr Éléonore Djikeussi

« En élevant le taux d'insuline, la surconsommation de sucre blanc favorise la pénétration cellulaire du glucose, principale source d'énergie de la cellule cancéreuse », Dominick Léaud-Zachoual

Intérieur

« Certaines personnes sentent tellement un grand vide à l'intérieur d'elles-mêmes qu'elle choisissent inconsciemment de le remplir avec une tumeur pour le combler », Lise Bourbeau

« On se soigne toujours de l'intérieur. Lorsque nous avons pris l'habitude de nous tourner régulièrement vers le calme intérieur, nous n'avons plus besoin de tomber malade pour enfin prêter attention à notre moi profond », Shakti Gawain

Intestin

« C'est dans l'intestin - immense surface de contact avec la nourriture et donc avec le monde extérieur - que s'élabore principalement le système immunitaire et se décide l'apparition de maladies auto-immunes, et peut-être du cancer et de l'artériosclérose », Pr Andreas Michalsen

« Les cancers de l'intestin grêle sont presque toujours reliés à des grandes inquiétudes au sujet de l'argent, car c'est avec l'argent qu'on peut se procurer de la nourriture et c'est ce dont on a besoin pour vivre », Claudia Rainville

Intoxication

« Le cancer est une maladie par intoxication... mais pour la plupart des cancers il s'agit d'une intoxication d'abord émotionnelle, et qui par la suite devient physique », Dr Philippe Dransart

« Les cancéreux ne meurent généralement pas du cancer, mais plutôt des suites de l'intoxication ainsi que de la dénutrition qui en découle », Michel Dogna

Intuition

« Devant une décision complexe, il vaut mieux avoir recours à son intuition », Dr Kelly A. Turner

« Le psychologue Richard Wiseman, qui a travaillé sur la chance, a identifié chez les chanceux deux caractéristiques : ils croient en leur baraka et ils suivent beaucoup plus leur intuition que les malchanceux », Odile Chabrillac

Iode

« L'iode est un antioxydant, probablement le plus ancien. Il intervient aussi dans la régulation de la mort cellulaire programmée. La supplémentation en iode permet d'améliorer des anomalies mammaires », Dr Éléonore Djikeussi

« L'iode mène à un effet protecteur contre le cancer du sein », Maurice Nicole

Isolation sociale

« Le fait d'être isolé socialement, sans soutien psychologique, sans arriver à évacuer son stress, apparaît dans pratiquement toutes les grandes études comme un point déterminant ayant un impact sur notre risque de cancer », Pr David Khayat

« Le stress et l'isolation sociale chronique contribuent à la progression de certains cancers, en particulier le cancer du sein chez la femme », Dr Anne-Marie Giraud

J & K comme... Jus

Les jus frais de fruits et légumes, y compris ceux issus de légumes lactofermentés et de boissons fermentées, sont recommandés pour soutenir le système immunitaire et le microbiote, particulièrement durant la chimiothérapie.

De même, le jus d'herbe, en particulier celui d'orge et de blé, est reconnu pour ses propriétés purificatrices et antitumorales grâce à sa forte teneur en chlorophylle et en nutriments.

Jeûne (en prévention)

« Le jeune séquentiel permet de renforcer l'ADN et de diminuer les erreurs de copies à l'origine des cancers notamment », Dr Frédéric Saldmann

« Pour éviter le cancer, André Gernez préconise un 'protocole de prévention active' qui se traduit par une mise en acidose de l'organisme via un jeûne relatif prenant la forme d'une réduction alimentaire pendant 30 jours chaque année à partir de l'âge de risque qui se situe à la quarantaine », Sylvie Simon

Jeûne (pendant un cancer déclaré)

« Une dose de chimiothérapie capable de détruire 80% des cellules saines n'en détruit plus que 20% lorsqu'elle sont soumises au jeûne », Dr Jean-Lionel Bagot

« Les cellules cancéreuses sont un peu comme de jeunes enfants en pleine croissance : elles ne peuvent tolérer le jeûne », Maurice Nicole

« Le jeûne est le socle de ma guérison », Guy Tenenbaum

« Je ne suis pas partisan du jeûne chez un cancéreux affaibli pour qui il devient dangereux. Je préfère alors les régimes à base de céréales et de jus de fruit naturels et de courte durée », Dr Philippe Lagarde

« Vous ne pouvez pas faire jeûner une personne souffrant de cancer. Dans les cas de cancer, le corps est à ce point épuisé, que si vous faites jeûner ces personnes, elles dégringolent affreusement », Michel Dogna

« La toxémie générée par le traitement [(chimiothérapie)] conduit à écarter d'emblée le jeûne, le risque étant que l'organisme déjà affaibli ne puisse pas gérer les substances indésirables lors de leur remise en circulation », Isabelle Pion

« Les longs jeûnes accélèrent la mort des cancéreux, les jeûnes courts et renouvelés les sauvent », Pierre-Valentin Marchesseau

Joie

« La joie n'est pas un vain mot. S'il m'était donné de la prescrire à mes patients, je n'hésiterais pas : elle est l'un des meilleurs remèdes que je connaisse contre toutes les maladies ! », Élise Boghossian

« Accroître son bonheur et sa joie au quotidien est essentiel pour le processus de guérison physique », Dr Kelly A. Turner

Jus d'herbe

« Dr Lai a montré que le jus d'herbe d'orge avait, en plus de son pouvoir antimutagène, un pouvoir antiplasique (qui atténue les tumeurs) sans la toxicité des médicaments officiels », Michel Dogna

« Jus d'herbe : grand purificateur grâce à sa concentration de chlorophylle, il alcalinise le terrain », Anne-Claire Mèret

« Jus d'herbe : ce jus surpuissant est préparé avec les jeunes pousses vertes du blé ou de l'orge, particulièrement riches en substances nutritives », Jean-Michel Cohen

Jus de fruits et légumes

« Les jus frais de fruits et de légumes vivants font partie intégrante des régimes anti cancers », Leslie Kenton

« L'alimentation doit être, elle aussi, riche en vitamine C naturelle grâce à l'extraction de jus des différents aliments les plus riches », Drs Idir & Salim Laïbi

« Les jus de fruits frais purifient l'organisme et les jus de légumes frais le restaurent », Dr Norman Walker

« Comme une ´assurance maladie ´, il est sage de boire quelques jus biologiques fraîchement faits chaque jour - pour le restant de votre vie », Charlotte Gerson

« Ne vous privez pas de boire des jus de légumes lactofermentés, des jus de fruits notamment de cassis, du Kombucha, du Kéfir », Dr Philippe Dransart

« Les jus de légumes crus avec extracteur sont très intéressants en chimiothérapie, car ils apportent du potassium et des fibres pour le microbiote », Jean Joyeux

Kinesiologie

« Test musculaire [kinésiologie] : moyen de recherche des causes de maux (physiques ou psychologiques) divers ancrés au plus profond de notre être », Marie Desjardin

« Quand Georges Goodheart traitait un muscle dont la réponse au test musculaire était faible en le renforçant, il parvenait en même temps à améliorer le fonctionnement de l'organe concerné », Freddy Potschka

« La kinésiologie pourra permettre de relâcher des tensions, des peurs et d'améliorer son sommeil. Dans une certaine mesure, cela pourra également atténuer certains effets secondaires faisant suite aux traitements comme des troubles digestifs et de la fatigue. Cela pourra aussi lui redonner un nouvel élan, du moins une vision plus positive de la situation », Patricia Rigou (site web kinesiologie91.fr)

> **L comme... Laitage**
>
> Les laitages devraient être consommés avec modération, car plusieurs études suggèrent qu'ils pourraient augmenter le risque de cancer, notamment du sein et de la prostate. Des experts déconseillent leur consommation, surtout pour les personnes diagnostiquées avec ces types de cancer.
>
> La caséine, principale protéine du lait, est considérée comme particulièrement cancérigène.

Laitage

« Les laitages devraient être consommés en faible quantité », American Institue for Cancer Research

« Je ne conseille à personne avec un diagnostic de cancer du sein ou de la prostate de boire du lait », Pr Jeff Holly

« L'observation que les laitages puissent augmenter le risque de cancer de la prostate est troublante, compte-tenu des recommandations actuelles pour consommer plus de calcium et de la promotion agressive des laitages comme source de calcium », M. Tseng

« Les produits laitiers ont un effet néfaste en ce qui concerne le risque de cancer de la prostate », Dr Serge Hercberg

« Les laitages semblent augmenter le risque de cancer de la prostate », Dr Janet King

« La consommation de produits laitiers est susceptible d'augmenter le risque de cancer de la prostate », Dr Campbell

« Dans le lait, la caséine, qui est la principale protéine, est 10 fois plus cancérigène que les substances contenues dans les cigarettes », Dr Christian Tal Schaller

« La caséine du lait préside à la formation du mucus protecteur de la cellule tumorale », Georges Pinque

« En l'état actuel des connaissances, il est irresponsable de faire la promotion des laitages », Pr Walter Willett

Langage

« La musique est la langue des émotions », Emmanuel Kant

« Lorsque ton corps te parle par l'entremise d'un cancer - ou de toute autre malaise ou maladie -, il le fait en vue de t'aider à devenir conscient que tu entretiens une façon de penser qui n'est pas bénéfique pour toi, une façon de penser qui t'empêche de t'aimer, de t'accepter tel que tu es », Lise Bourbeau

Lapacho

« Lapacho, ou arbre sacré des Incas : antibiotique, antifongique, stimulant immunitaire, anti-inflammatoire, antiseptique, tonifiant et aussi… anti-tumoral reconnu de longue date », Michel Dogna

« Lapacho : l'écorce est riche en xyloïdine, principe antibiotique, antiviral, antimicrobien et en lapachol, aux vertus antitumorales et anticancéreuses », Dr Philippe Lagarde

Lavement

« Dans le cas d'un cancer, cinq à six lavements au café par jour sont impératifs, ce qui stimule le flux de bile, augmente la capacité d'élimination des résidus toxiques, traitements chimio, etc., et de plus, diminue les grandes douleurs jusqu'à les supprimer rapidement », Michel Dogna

« Le lavement au café soulagera en général de manière impressionnante toutes les personnes ayant des douleurs dues au cancer », Mélanie Lafrenière

Leçon

« Voyez le cancer comme une leçon de vie, un enseignement qui vous permet de changer de carte, de direction et d'évoluer », Dr Anne Marie Giraud

« Tout cancer étant une leçon à apprendre, c'est le moment ou jamais de faire le point de la situation de notre vie, et d'essayer de remédier aux points litigieux qui minent notre sérénité, puisque c'est une question de survie », Michel Dogna

« L'existence tout entière n'est qu'une suite de leçons à tirer de nos expériences. L'individu doit découvrir la dualité de la nature. Le négatif permet d'apprécier le positif à sa juste valeur », James Van Praagh

Leucémie

« L'exposition à domicile d'insecticides pendant la grossesse et l'enfance multiplie par deux le risque de leucémie de l'enfant », Pr Henri Joyeux

« L'apoptose débarrasse l'organisme des cellules immunitaires âgées ou endommagées pour éviter qu'elles n'envahissent le corps ou qu'elles conduisent au cancer du sang appelé 'leucémie' », Dr Elizabeth Blackburn et Dr Elissa Peel

Libération (des émotions)

« La libération des émotions réprimées - comme la colère - dans le cancer du sein double la survie des patientes », Dr Julien Drouin

« La libération des sentiments de stress, de colère ou de peur peut fortifier le système immunitaire, et ce, plutôt rapidement », Dr Kelly A. Turner

« C'est le moment d'évacuer tous les vieux conflits, les vieilles rancœurs, les contrariétés, les rancunes, présentes ou passées, que l'on traîne comme des boulets aux pieds tout au long de sa vie. Il est temps de se libérer des chaînes que l'on s'est soi-même attachées aux pieds. La maladie cancéreuse est un grand révélateur pour cela », Dr Luc Bodin

« Si vous êtes malade, voici un motif de vous réjouir : votre corps attire votre attention sur une émotion mal vécue dont vous devez prendre conscience afin de l'évacuer. Trouver l'émotion déstabilisante est la clé qui va vous libérer », Natacha Calestrémé

« La difficulté pour les patients ayant des tumeurs à croissance rapide semble être que l'expression des émotions (les débouchés émotionnels) est bloquée par un désir extrême de faire bonne impression », Dr Carl Simonton & Stephanie Matthews Simonton

« Ce dont les patients ont besoin est un espace sûr, pour libérer les émotions orageuses et être entendus avec une attention posée, non préjudiciable et totale », Beata Bishop

Lien

« La vie, ce n'est pas les molécules, mais les liens qui existent entre elles », Pr Linus Pauling

« Une personne de notre famille, même éloignée, peut générer un impact sur notre santé », Natacha Calestrémé

« La recherche a démontré, hors de tout doute raisonnable, que l'émotion humaine exerce une influence directe sur le fonctionnement des cellules de notre corps », Gregg Braden

Limite

« Les gens qui guérissent le mieux de cancer en phase terminale sont ceux qui savent mettre des limites nettes et fermes face aux demandes de leur entourage », Anne Ancelin-Schützenberger

« Te respecter consiste à poser tes limites, bien avant que l'accumulation te fasse exploser », Claudia Rainville

« Lorsque nous croyons que notre volonté est toute puissante, nous oublions que nous avons des limites, et nos efforts peuvent se muer en forçages qui nous épuisent », Saverio Tomasella

Local (trouble local)

« Le traitement local du cancer mérite le discrédit le plus complet », Gilles Blanchard

« Le cancer n'est ni une tumeur isolée, ni une maladie d'organe. C'est un processus qui touche le corps dans son entier », Dr Éléonore Djikeussi

« Dans une certaine mesure, la répression symptomatique des maladies locales [...] porte une part de responsabilité dans la cancérisation de la race humaine », Pierre-Valentin Marchesseau

« Les troubles locaux sont en quelque sorte le baromètre de l'état général du terrain. Plus l'état du terrain se dégrade, plus des troubles locaux apparaissent, empirent et se multiplient », Christopher Vasey

Localisation du cancer

« Les causes émotionnelles peuvent avoir un lien avec la localisation du cancer », Dr Thérèse Quillé

« L'endroit du corps affecté représente le domaine qui est concerné. La description de la maladie nous indique ce qui est vécu par la personne malade dans la situation qui a un lien avec sa maladie », Lise Bourbeau

« La peur de la mort entraîne un cancer du poumon et le fait d'avaler psychologiquement quelque chose de trop difficile à digérer provoque un cancer de l'estomac ou de l'intestin », Michel Dogna

« Chacune des émotions touche un organe : je citerai le poumon pour la tristesse, le foie pour la colère, le rein pour la peur et l'intestin pour le ressentiment », Pierre Hammond

Lumière

« Les substances cancérigènes chimiques et les émotions désagréables bloquent la circulation de la lumière ultraviolette destinée aux cellules », Dr Julien Drouin

« Quel message y a-t-il derrière cette mortalité des cellules normales et l'immortalité des cellules cancéreuses ? Ces dernières ont un puissant potentiel de vie, puisqu'elles sont devenues immortelles. Veulent-elles nous faire comprendre que l'on doit mourir à quelque chose, laisser nos vieux schémas derrière nous et renaître à une nouvelle vie ? Et mettre plus de vie, d'envie, de goût, plus de lumière dans notre vie et chasser tout ce qui est obscur ? », Dr Anne Marie Giraud

Lycopène

« Le lycopène est associé à la couleur rouge. Sa consommation est associée à un risque moindre de maladies cardio-vasculaires et de cancer », Pr Édouard Pélissier

« Le potentiel du lycopène croît avec la cuisson », Rémi Moha

« Lycopène : cet antioxydant immunostimulant est le plus puissant anti radicalaire connu à ce jour », Drs Curtay, Brissac et Odent

> ### M comme... Miracle
>
> Les guérisons miraculeuses du cancer sont attribuées à des changements radicaux dans la vie des patients, tels que la libération de la colère, l'adoption d'une attitude aimante, ainsi que le résultat de transformations internes profondes et d'un contact avec une puissance intérieure.
>
> Chaque jour, des cas de guérison miraculeuse sont rapportés, souvent soutenus par des pratiques comme la visualisation créatrice.

Magnésium

« Le magnésium joue sans doute un rôle important dans la prévention du cancer », Dr Gisèle Armelin

« Le cancer est rare là où le magnésium est abondant », Louis de Brouwer

« Les deux cartes de France faisant ressortir la coïncidence des zones riches en magnésium avec la faible mortalité par cancer et inversement, pour chaque département », H.-Ch. Geffroy

« En cas de cancer, il faut supplémenter fortement en magnésium même avec les doses importantes comme 300 à 400 milligrammes par jour qui seront à répartir au cours de la journée », Dr Luc Bodin

Magnétisme

« Le biomagnétisme humain peut bloquer la prolifération de cellules tumorales et enkyster une tumeur solide, neutralisant ainsi un cancer des poumons, des reins ou autre, tant chez l'animal que chez l'homme », Jean-Pierre Garel

« Le champ vital se modifie sous l'effet d'une maladie telle que le cancer », Alain de Luzan

Maison

« Le traitement de la maison fait partie intégrante du traitement du cancer. Beaucoup de choses peuvent interférer et perturber l'énergétique d'une habitation et donc de ses habitants », Dr Luc Bodin

« Ta maison fait ta santé ou ton cancer », Pr Raymond Lautié

« Autant les 'maison à cancer' sont rares, autant il existe des 'zones cancer' à l'intérieur de nos habitations », Alain de Luzan

Maladie

« La première étape dans la lutte contre le cancer est de cesser de le percevoir comme une maladie terminale et de l'assumer comme une maladie chronique », Dr Deepak Chopra

« Ce que nous appelons maladie est le stade terminal d'un désordre beaucoup plus profond. Pour assurer un succès complet au traitement, il est évident qu'on ne saurait traiter la conséquence seule sans remonter à la cause fondamentale pour l'éliminer », Dr Edward Bach

« La maladie ne serait-elle pas un message que votre corps a du mal-à-dire ? », Natacha Calestrémé

« La maladie résulte de nos concepts profonds et de nos attitudes mentales ; elle représente une tentative de solution face à un problème intérieur », Shakti Gawain

« Recadrer la maladie gravissime dans un ensemble familial répétitif lui donne un autre sens et change souvent le déroulement de la maladie », Anne Ancelin –Schützenberger

« Dans toute maladie, l'idée maîtresse n'est pas de combattre mais d'harmoniser », Marie Desjardin

« La maladie est dans l'immense majorité des cas une injure que l'on se fait à soi-même. Alors, de quoi veux-tu donc punir ce corps ? Qu'est-ce qui ne t'a pas plu en lui et qu'a-t-il donc non représenté pour toi, pour être si peu digne de respect et d'amour ? », Daniel Meurois et Anne Givaudan

Maladie – Visualisation positive

« Ne vous concentrez pas sur la maladie physique, car l'énergie suit la pensée, et il n'est pas utile d'envoyer de l'énergie à ce que vous voulez faire disparaître. Concentrez-vous plutôt sur vos forces de vie, affirmez-leur votre soutien. Si, malgré vos efforts, vous ne pouvez pas écarter la vision de la maladie, voyez là comme une tâche qui se dilue et s'élimine », Dr Philippe Dransart

Maladie de remplacement

« On supprime arbitrairement une tumeur bénigne ; une tumeur maligne paraît à une autre place. On tarit d'office une poussée d'eczéma de la face ; une poussée de tuberculose se constitue dans les poumons », Georges Barbarin

« Incitation à la prudence vis-à-vis de certaines 'guérisons'. Par exemple ces eczémas, ces psoriasis très améliorés ou guéris par des pommades génératrices de cécité, épilepsie, cardiopathie, asthme, tumeur, etc. », Robert Masson

« Faire disparaître un symptôme, une douleur ou une manifestation n'est pas nécessairement synonyme de guérison. Car la cause qui lui a donné naissance peut très bien se représenter un peu plus tard, de manière amplifiée ou encore sous une nouvelle forme », Claudia Rainville

« Combien de cancers ont fait suite à des maladies de peau 'bien soignées' ? », Irène Grosjean

Malheur

« Par notre manière de penser et nos attitudes, nous construisons notre bonheur ou notre malheur », Paul Verlaine

« La vraie vie ne nous propose que joie, bonheur et amour. Si, dans notre vie, il nous arrive des problèmes, des mésaventures, c'est toujours en lien avec nos survies, nos mémoires de souffrance, nos fausses croyances, etc. », Nadine Sarrion

« Le subconscient n'a pas le sens de l'humour et c'est ainsi que nous nous attirons souvent des expériences malheureuses par nos plaisanteries », Florence Scovel Shinn

« Depuis 10 ans que je travaille dans les hôpitaux de Paris, j'ai interrogé maints cancéreux, et presque tous, spécialement les femmes, m'ont confié qu'ils avaient eu dans leur existence de grands malheurs. Les chagrins répétés peuvent amener un déséquilibre oscillatoire des cellules », Georges Lakhovsky

Mammographie

« La radiographie des seins de toute une population féminine particulièrement exposée au cancer provoque davantage de processus cancéreux qu'elle n'en dépiste », Dr Henri Pradal

« L'irradiation répétée par des mammographies de dépistage expose au développement du cancer », Dr Sauveur Boukris

« Les mammographies peuvent provoquer 75 cancers pour 15 cancers correctement diagnostiqués », Sylvie Simon

Marche

« Faire cent pas après le repas, c'est la garantie de vivre longtemps », dicton chinois

« Pour les patients atteints de cancer, marcher régulièrement ou même courir est un bon moyen d'augmenter la libération d'entropie sous forme de chaleur. Le sport stimule la formation de mitochondries et permet à la tumeur de brûler, ce qui empêche les cellules cancéreuses de se diviser davantage », Dr Laurent Schwartz

Massage

« Trois séances par semaine de massage chez des femmes souffrant d'un cancer du sein freinent la production des hormones du stress », David Servan-Schreiber

« Les massages diminuent les hormones du stress et augmentent le taux de dopamine. Les massages réduisent également la douleur », Dr Julien Drouin

« Plusieurs études cliniques montrent que le massage peut réduire des symptômes tels que le stress, les nausées, la douleur, la fatigue et la dépression », site web cancercouncil.com

« Pour préparer mon corps avant les chimiothérapies, je passais entre les mains d'une masseuse shiatsu qui, grâce aux points d'acupression, soulageait mes organes en souffrance », Adeline Pasteur

« Le drainage humoral est à écarter [pour un cancéreux], car porteur d'un risque de dissémination de la maladie, la migration et le développement de métastases éventuelles s'effectuant en particulier par les circuits lymphatique et sanguin », Isabelle Pion

« Massage : la manipulation profonde est strictement contre-indiquée parce que les muscles des cancéreux sont normalement affaiblis et le traitement vigoureux pourrait facilement les endommager », Charlotte Gerson

Mastication

« Plus votre 'problème cellulaire´ [(cancer)] est important, plus il vous faut mâcher soigneusement et longuement ; c'est une règle d'or », Dr Yann Rougier

« Les effets bénéfiques de la mastication sont nombreux, notamment dans le cadre de la prévention du cancer », Jean Pélissier

« Mastiquer est le premier pas pour que la nourriture soit dissoute et éliminée par le corps », Peter Kelder

Médecin

« C'est une combinaison d'empathie et d'écoute de la part du médecin, jumelée à la croyance de guérir de part et d'autre, qui peuvent engendrer des effets remarquables », Lise Bourbeau

« Un médecin ne peut pas vraiment aider un malade s'il n'est pas convaincu que sa méthode ou son traitement est utile », Bruno Gröning

« On préfère parfois mourir cancéreux avec la thérapeutique officielle que de donner raison à un marginal efficace », Jacques La Maya

Médecine

« La médecine a le pouvoir de soigner, mais c'est l'acceptation de ce que tu es qui guérit véritablement », Lise Bourbeau

« Les cancéreux sont souvent des gens n'ayant jamais été malades en apparence, ou trop bien soignés classiquement », Pierre-Valentin Marchesseau

« Nous sommes paradoxalement victimes des formidables succès de la médecine occidentale : la chirurgie, les antibiotiques, la radiothérapie sont des avancées extraordinaires, mais qui nous ont fait oublier le pouvoir de guérison propre au corps. Or, il est possible de bénéficier à la fois des avancées de la médecine et des défenses naturelles du corps », David Servan-Schreiber

Médecine chinoise

« Médecine traditionnelle chinoise : elle considère que la tumeur qui caractérise un cancer n'est pas une maladie en soi, mais la manifestation d'un déséquilibre. Elle est le signe indiquant que le corps a toujours la force de contenir la maladie en un endroit », Jean Pélissier

Médecine quantique / vibratoire

« Les toutes premières étapes de l'induction du cancer se manifestent au niveau des modifications des énergies vibratoires », Georges Pinque

« Nous sommes des systèmes énergétiques uniques. En médecine vibratoire, nos états de conscience, nos comportements, notre relation aux autres et à notre planète font partie des facteurs reconnus comme étant responsables des flux d'énergie vitale », Patrick Drouot

Médicament

« Actuellement, nous créons nous-mêmes des maladies et nous allons vers la cancérisation généralisée et les débilités mentales par encéphalite, par l'usage des médicaments, des vaccins et abus chimiothérapiques », Pr Léon Grigoraki

« Les médicaments peuvent être d'importance vitale dans les maladies aiguës et dans les cas d'urgence mais, quand il s'agit de maladies chroniques, comme le cancer, ils fournissent seulement un soulagement symptomatique au mieux et peuvent causer sérieusement du mal », Charlotte Gerson

« Les médicaments contre le cancer sont des poisons mortels qui endommagent non seulement les cellules cancéreuses mais aussi les cellules normales », Dr Hiromi Shinya

« De nombreux médicaments donnés au cancéreux et qui ont tous reçu leur AMM [Autorisation de Mise sur le Marché] sont dotés d'une forte toxicité cancérigène et mutagène et font courir un risque mortel au consommateur », Sylvie Simon

« [L']'encrassement médicamentaire', passé sous silence, est responsable de 30% des maladies par cancer », Pierre-Valentin Marchesseau

Médicaments anti-angiogenèse

« Si vous ne prenez en compte que la croissance de la tumeur, les résultats [sont] bons. Mais si vous prenez du recul et regardez l'ensemble, inhiber les vaisseaux sanguins de la tumeur ne permet pas de contenir la progression du cancer. En fait, le cancer s'étend », Raghu Kalluri

« Deux médicaments utilisés en chimiothérapie provoquent le développement de nouvelles tumeurs. Il s'agit de ces nouveaux médicaments qui bloquent les vaisseaux sanguins qui 'nourrissent' la tumeur. Les spécialistes les appellent traitements 'anti-angiogenèse '. Ces médicaments, le Glivec et le Suten, ont un effet démontré pour réduire la taille de la tumeur. Cependant, ils détruisent des petites cellules peu étudiées jusqu'à présent, les péricytes, qui maintiennent sous contrôle la croissance de la tumeur. Libérée des péricytes, la tumeur a beaucoup plus de facilité à s'étendre et à 'métastaser ' dans d'autres organes », Dr Anne Marie Giraud

Méditation

« On peut parler, lors d'une 'méditation-active', à la partie de notre corps malade, à nos cellules », Nadine Sarrion

« La méditation peut avoir pour effet d'activer les 'bons' gènes et de désactiver les 'mauvais' », Dr Kelly A. Turner

« La méditation est une façon simple de calmer le cerveau, constamment occupé, et d'entrer dans un état de tranquillité profonde et de paix qui, pour un petit bout de temps, nous permet d'échapper à la réalité quotidienne », Beata Bishop

« Plusieurs études ont montré que la méditation améliore considérablement la perception du stress chez les personnes atteintes d'un cancer. Ce bénéfice peut aller au-delà du sentiment subjectif du bien-être lorsque le stress est réduit, il contribue également à un système immunitaire plus sain », site web verywellhealth

Mélanome

« Avoir une peau foncée à la naissance est synonyme de risque plus faible de cancer de la peau », Dr Richard Béliveau

« Le mélanome est le cancer le plus fréquent de tous les cancers chez la femme de 25 à 30 ans », Dr Édouard Pélissier

« Le soleil favorise les mélanomes, mais aide à la guérison des patients qui y ont été exposés », Pr Didier Raoult

« Mélanome : impression d'être sale, souillé, sali », Michel Dogna

« La cellule cancéreuse d'un mélanome aura besoin de 10 fois plus de glucose qu'une cellule saine », Maurice Nicole

Mélatonine

« De nombreuses études in vitro et in vivo ont mis en évidence les propriétés anti cancéreuses de la mélatonine », Maurice Nicole

« Les effets positifs de la mélatonine chez les patients cancéreux recevant une chimiothérapie, une radiothérapie, un traitement de soutien ou un traitement palliatif sont confirmés par les résultats des méta-analyses », Alexey Portnov

Ménopause

« Les femmes qui ont une ménopause précoce ont un risque moins élevé de développer un cancer du sein, généralement 50% de moins ; toutefois, elles sont à plus haut risque de maladie du cœur et d'ostéoporose », Dr Anne MacGregor

« 50 % des cancers du sein sont observés avant la ménopause », Dr Dominique Georget-Tessier

« Les traitements hormonaux substitutifs de la ménopause augmentent la fréquence des cancers du sein », Dr Sauveur Boukris

« Certains traitements du cancer (non seulement l'hystérectomie et l'ablation des ovaires, mais aussi certaines chimiothérapies) provoquent une ménopause précoce et brutale qui s'installe sans transition », Élise Boghossian

« Des milliers de cas de cancer du sein sont imputable directement au THS [traitement hormonal substitutif de la ménopause] », Pr Henri Joyeux

Mère

« Même à distance, une mère a le pouvoir d'entretenir la maladie de son enfant dans un cercle vicieux infernal uniquement par le pouvoir de sa pensée et de ses angoisses. On devrait toujours avoir le réflexe de soigner les angoisses de la maman simultanément à la maladie de son enfant en bas âge si on veut briser le cercle vicieux », Sandrine Muller-Bohard

« La mère transmet tout ce qu'elle vit à l'enfant qu'elle porte. Cela s'explique par l'état symbiotique réunissant le fœtus à la mère », Claudia Rainville

« Un certain nombre de tumeurs cérébrales et neurologiques se développent chez l'enfant et on suspecte fortement l'exposition des mères aux pesticides et aux ondes électromagnétiques », Dr Alain Dumas et Dr Éric Ménat

Messages du corps

« Les maux du corps sont les mots de l'âme. Ainsi on ne doit pas guérir le corps sans chercher à guérir l'âme », Platon

« Votre corps est votre ami le plus intime. Si vous écoutez le message qu'il vous envoie et que vous vous donnez les moyens de faire évoluer votre attitude, en complément des médicaments, vous allez guérir durablement », Natacha Calestrémé

« Ce message transmis par la maladie est très souvent une invitation au repos et à l'expérience du moi intérieur. La maladie nous contraint souvent à nous détendre, à nous détacher un peu de nos affaires et de nos efforts pour plonger vers un niveau de conscience profond et serein, seul capable de nous recharger en énergie », Shakti Gawain

« L'importance de la maladie est comparable à l'urgence du message de notre Dieu intérieur. C'est un appel au secours de notre âme qui sait pertinemment que nous n'accomplissons pas notre plan de vie selon nos besoins », Lise Bourbeau

Métabolisme

« La plupart des cancéreux souffrent d'un métabolisme basal bas », Charlotte Gerson

« Les travaux de notre groupe et d'autres suggèrent clairement le rôle clé de l'altération du métabolisme dans le cancer », Maurice Israël et Laurent Schwartz

Métastase

« Du moment que la cause fondamentale de la maladie demeure, si on supprime un symptôme, il en reviendra un autre à la place; c'est ce que les anciens appelaient la métastase, c'est-à-dire le changement de place du mal », M. Lavarenne et Dr Jean Lavarenne

« Plus les tissus sont acides, plus vite le cancer se développe et forme des métastases », Dr Anne Marie Giraud

« Les cellules cancéreuses circulent très souvent dans le corps dès lors qu'il y a un cancer, mais elles ne se fixent et ne se développent sur un tissu que si celui-ci est réceptif », Dr Jean-Luc Amouretti

« Les cellules cancéreuses voyagent dans l'organisme en suivant les voies lymphatiques pour coloniser d'autres tissus (métastases) », Pierre-Valentin Marchesseau

« Ce sont les métastases qui font la gravité du cancer. Si le cancer n'envoyait pas de colonies à distance, et s'il restait sur place, il y a longtemps que nous aurions résolu le problème », Dr Philippe Lagarde

« L'organe touché par la métastase va dire une part de la difficulté à laquelle nous sommes confrontés », Dr Philippe Dransart

Métaux lourds

« Les métaux dits lourds : mercure, plomb, cadmium, auquel nous ajouterons un élément non métallique, l'arsenic, présentent un danger certain, même à faible dose : cancer, neuropathie, anémie, pathologies cardio-vasculaires, vieillissement précoce », Georges Pinque

« En cas de chimiothérapie, la chlorophylle va aider au nettoyage de l'organisme grâce également à ses propriétés chélatrices des métaux lourds », Dr Alain Dumas et Dr Éric Ménat

Micro tumeurs

« Nous sommes tous porteurs de micro tumeurs », Dr Jean-Loup Mouysset

« Nous portons très souvent des micro tumeurs qui, la plupart du temps, ne vont pas se développer, mais qui malheureusement, à un certain âge et sous l'effet de différents facteurs, vont devenir des cancers », Pr Michel Crépin

« Des milliers d'amorces placentaires (micro cancers) naissent tous les jours dans notre corps, mais elles sont neutralisées au fur et à mesure par la fameuse pancréatine », Michel Dogna

« Le corps lutte régulièrement contre les cellules cancéreuses, - c'est une routine de notre système, à chacun de nous - et régulièrement les cellules cancéreuses sont contenues ou détruites, de façon courante, pour qu'elles ne puissent pas faire de mal », Dr Carl Simonton & Stephanie Matthews Simonton

Micronutriments

« Les micronutriments connus pour la lutte contre le cancer sont : sélénium, carotène, lycopène, vitamine C, vitamine D, vitamine E, vitamines B (surtout la B6 et la B9 mais pas de B12), magnésium, germanium (surtout, ne pas l'oublier), acides gras polyinsaturés », Dr Luc Bodin

« Les minéraux et les vitamines alimentaires sont naturellement apportés par les fruits et les légumes frais », Dr Philippe Lagarde

Minéraux

« Pour bien fonctionner et garder ses défenses vigoureuses, l'organisme a besoin d'un grand nombre de minéraux - 52 à peu près », Charlotte Gerson

« Les minéraux sont la 'nourriture' de votre système immunitaire. Ils sont primordiaux, d'autant plus que les thérapies anticancéreuses sont des 'chélateurs' de métaux, c'est-à-dire qu'elles fixent les minéraux et donc appauvrissent l'organisme du malade sous traitement et par conséquent font diminuer les défenses immunitaires. Les crudités, normalement, devraient apporter ces éléments. Malheureusement, la qualité des fruits et légumes (engrais chimiques) n'est plus suffisante pour jouer pleinement son rôle », Dr Philippe Lagarde

Miracle (guérison miraculeuse)

« Un miraculé du cancer est quelqu'un qui ne décède pas alors lorsqu'il ou elle aurait dû le faire de manière certaine. À un certain moment, ils ont tous pris la décision de libérer leur haine, leur colère... Ils se sont montrés aimants, d'abord envers eux-mêmes, puis envers leur entourage. Et, à partir de ce moment, la tumeur a commencé à disparaître », Bernie Siegel

« Ces guérisons n'ont rien de miraculeuses ou de spontanées. Ces personnes ont agi et changé radicalement leur vie », Dr Kelly A. Turner

« Les guérisons spontanées de cancer existent pour quasiment tous les types de cancer », Dr Éléonore Djikeussi

« Des centaines de cas de rémission spontanée de cancers métastasés et avancés ont été constatés», Drs Idir & Salim Laïbi

« Un miracle est toujours vécu suite à la forte décision d'une personne, laquelle l'aide à prendre contact avec sa puissance divine. Un miracle ne provient jamais de l'extérieur, mais bel et bien de l'intérieur de soi », Lise Bourbeau

« N'attendez pas des autres qu'ils créent des miracles pour vous, accomplissez-les vous-même », Florence Lehuen et Élise Pourkier

« On rapporte chaque jour de nombreux cas de guérison miraculeuse, même pour des maladies très graves comme le cancer [...], par la seule utilisation de certaines formes de visualisation créatrice », Shakti Gawain

« La cure de raisin, le jeune, le régime fruitarien ont accompli de véritables miracles », Johanna Brandt

« Un miracle ne se produit pas en contradiction avec la nature, mais seulement en contradiction avec ce que nous savons de la nature », Saint-Augustin

Mitochondrie

« Nous avons de nombreuses petites piles dans nos cellules qui fabriquent en permanence de l'énergie : ce sont les mitochondries. La chimiothérapie les endommage et le sport les rétablit », Dr Jean-Lionel Bagot

« La grande différence entre une cellule cancéreuse et une cellule normale dépend du bon ou du mauvais fonctionnement de la mitochondrie », Dr Laurent Schwartz

« Cellules cancéreuses : leurs mitochondries étant presque éteintes, ces cellules sont plus résistantes à la mort cellulaire programmée, alors le tissu quelles constituent peut grossir rapidement, parfois très vite », Dr Éléonore Djikeussi

Mode de vie

« Le cancer est une maladie du mode de vie », Hippocrate

« Les cancérologues d'aujourd'hui s'acharnent plus à détruire des tumeurs ou à les empêcher de grandir que de prêter attention au malade. À savoir quel est son mode de vie, son régime alimentaire, s'il exerce un sport, s'il se repose suffisamment, etc. En résumé, il est très important d'adopter des habitudes saines », Dr Laura Esserman

Moelle

« Lorsque nous pensons que nous sommes incapable de nous défendre contre l'adversité ou encore que nous laissons continuellement les autres envahir notre territoire, alors notre moelle peut être affectée au point de développer un cancer », Claudia Rainville

« Les produits de chimiothérapie sont surtout toxiques au moment où la cellule se divise. Les cellules cancéreuses et celles de la moelle osseuse se divisent beaucoup et souvent », Dr Philippe Lagarde

Moment présent

« Prenez du temps, prenez votre temps, pour vous reposer, vous distraire, méditer, réfléchir, tout en écoutant constamment chaque instant du moment présent », Dr Luc Bodin

« Il ne s'agit pas de nous battre mais de renouer avec notre énergie de vivre, de décider de sortir de l'attente et du ´temps suspendu´ dans lequel nous sommes, afin de réapprendre à respirer, goûter, aimer ce qui est à notre portée dans l'instant présent. Alors, doucement, le goût de vivre peut revenir », Dr Philippe Dransart

Moral

« Le cancer est une maladie plurifactorielle, ce qui entraine que l'évolution de la maladie, comme la guérison, est aussi plurifactorielle, et que le facteur 'moral du malade', bon moral et optimisme de la famille, des médecins et du milieu, est vital », Anne Ancelin-Schützenberger

« Le moral des personnes ayant à affronter un cancer est une donnée fondamentale de leur capacité de guérison », Min-Jung Kym et Dr Alain Toledano

Mort (conscience de la mort)

« La conscience de la mort incite à une présence accrue à la vie, souligne l'importance des choix et encourage à ne tenir compte que de l'essentiel », Guy Corneau

« Parler de la mort avec une personne qui risque de mourir lui permet de livrer ses peurs et ses interrogations, de s'en délivrer, de s'en alléger, d'être en paix, et de faire la paix », Élise Boghossian

« Il est possible d'être bien même quand on se sent malade et de vivre hardiment même quand – peut-être surtout quand – on vous dit que vous allez mourir », Sophie Sabbage

« Comment pouvez-vous vivre avec la connaissance du cancer? Je ne pourrai peut-être jamais m'en débarrasser, mais je ne peux pas laisser cela ruiner ma vie…. Je me dis : vas-y. La vie est une condition terminale. Nous allons tous mourir. Les patients atteints de cancer ont juste plus d'informations », Kris Carr

Mort (processus)

« Pour la personne décédée, peu importe l'âge et la façon dont la mort se présente, c'est le signe que cette personne avait complété son cheminement dans le contexte qui lui était propre », Lise Bourbeau

« La mort n'est qu'un passage », Saint Augustin

« L'état psychologique de l'âme, son degré de lâcher prise ou d'acceptation face à la mort, ses modes de pensée, ses croyances sont aussi des facteurs déterminants dans le processus de la mort », Alain Joseph Bellet

« La mort est simplement une effusion du corps physique, comme le papillon se débarrasse de son cocon. Il s'agit d'une transition vers un état supérieur de conscience où vous continuez à percevoir, à comprendre, à rire et être en mesure de vous développer », Elisabeth Kübler-Ross

Mortalité

« Les taux de mortalité dus aux cancers [sont] les plus élevés chez ceux qui [ont] des métiers nécessitant le moins d'effort musculaire », Dr Carl Simonton & Stephanie Matthews Simonton

« La mortalité par cancer n'a que peu évolué depuis 1960 », Dr Laurent Schwartz

Mot

« Le seul mot 'cancer' jeté sans ménagement à la face d'un patient peut avoir sur lui l'effet d'une sentence fatale installant un programme mental parasite d'auto destruction », Michel Dogna

« La plupart des gens ne meurent pas du cancer, mais meurent plutôt à cause de leur réaction à cette maladie et des nombreuses peurs que ce mot cancer provoque », Lise Bourbeau

« Dès que l'on met un mot sur la raison d'une maladie et sur sa cause émotionnelle, le processus de guérison s'enclenche », Natacha Calestrémé

Musique

« La musique peut alléger, voire purifier l'atmosphère d'un lieu. De préférence on choisira les compositions qui ne sont pas bâties sur des rythmes binaires, c'est-à-dire dont l'effet n'est pas celui d'un martèlement (donc d'une dualité) mais au contraire d'une avance », Daniel Meurois et Anne Givaudan

« La musicothérapie est efficace dans la lutte contre le cancer, permettant d'améliorer fortement la qualité de vie des malades », Marion Garteiser (site e-sante.fr)

« Selon certaines recherches, écouter de la musique est l'un des moyens les plus rapides de booster l'humeur et l'énergie », Gretchen Rubin

« Donnez une mélodie ou des paroles à votre renaissance : choisissez votre ou vos morceaux de musiques les plus porteurs de tranquillité ou de sourire. Vous ajouterez les mélodies qui vous transfèrent de l'énergie et celles qui vous rappellent les meilleurs moments », Pr Michel Le Joyeux

« L'intervention par thérapie musicale aide particulièrement à améliorer la qualité de vie des patients », Joke Bradt

Mycothérapie

« La mycothérapie est une médecine naturelle utilisant des extraits de champignons. C'est d'ailleurs dans le but de soutenir l'immunité que nous l'utilisons parfois pendant les chimiothérapies. Dans ce cas, nous allons surtout privilégier : le reishi, le maïtaké, le shiitaké. Ces champignons et surtout le reishi ont aussi des propriétés anti mutagènes et anticancéreuses et c'est également pour leurs synergies avec la chimio et les autres thérapeutiques que nous allons les utiliser », Dr Alain Dumas et Dr Éric Ménat

« Shiitaké : il prévient les cancer de l'estomac et de l'utérus », Élise Boghossian

« Certains champignons produisent des molécules ou macromolécules efficaces notamment dans le traitement contre les cancers. Elles agissent soit indirectement, en stimulant le système immunitaire, soit directement, en bloquant la multiplication des cellules cancéreuses », Fred Gratian

Myrtille

« La consommation d'une seule portion de bleuets [(myrtilles)] par semaine permet une réduction de 31% du risque de cancer du sein hormonodépendant chez les femmes ménopausées », Dr Richard Béliveau

« Les myrtilles sont riches en antioxydants, ce qui leur procure un fort pouvoir anticancéreux », Adeline Demesy

N comme... Nausée

Pour soulager les nausées et les inconforts digestifs, plusieurs remèdes sont recommandés, en particulier la menthe poivrée, le Nux Vomica ou encore l''acupuncture.

Des remèdes naturels comme le mélange d'ail, de gingembre et de miel ou la mastication de gingembre frais sont également conseillés pour atténuer ces symptômes.

Nature

« Une chambre avec vue sur un bout de gazon aide les malades à se guérir plus vite. La seule présence de fleurs dans la chambre des patients exerce des effets positifs sur la récupération à l'issue d'une opération », Odile Chabrillac

« Les raisons pour la santé d'aller marcher dans la nature ne se comptent plus : oxygénation, exercice, détente, communication, méditation, ionisation », Dr Luc Bodin

« C'est la Nature qui guérit la maladie, et la Médecine est l'art d'imiter les procédés de la Nature », Hippocrate

Naturopathie

« La médecine naturiste, plusieurs fois millénaire, affirme que si nous tombons malade, c'est parce que nous avons permis à notre organisme d'être envahi par des toxines », Christopher Vasey

« Les gens qui profitent d'une approche intégrée ont de meilleures chances de survie, de rémission ou de guérison, dans certains cas. Parfois, on parvient seulement à améliorer la qualité de vie, et c'est déjà énorme », Anouk Lepage

« La naturopathie ne traite pas le cancer. Lorsque le cancer se déclare, la naturopathie peut aider à une meilleure tolérance des traitements de chimiothérapie en empêchant la chute des plaquettes, des globules blancs ou des globules rouges », Robert Masson

Nausée

« Le thé de menthe poivrée aide à soulager la nausée, l'inconfort digestif et les gaz », Charlotte Gerson

« Nux vomica : très utile en cancérologie en accompagnement des chimiothérapies pour prévention des nausées, vomissements », Dr Anne-Marie Giraud

« L'apport de l'acupuncture pour soulager les nausées et les vomissements a fait l'objet de plusieurs études d'évaluation et il est désormais reconnu par la médecine allopathique classique », Élise Boghossian

« Recettes anti-nausées : il vous faut […] de l'ail, du gingembre et du miel. Il vous suffit de faire bouillir tous ces ingrédients ensemble. Lorsque le mélange a refroidi, vous pouvez en prendre une bonne cuillérée », Adeline Demesy

« Si nausées, prendre Nux vomica 9 CH, Ipéca 9 CH, et si cela ne suffit pas, mastiquez lentement des copeaux très fins de racines de gingembre frais », Dr Philippe Dransart

Neuroblastome

« Une étude a démontré l'effet positif de l'EFT sur l'activation des récepteurs GABA-A dans le neuroblastome (cancer de l'enfant) », Drs Idir & Salim Laïbi

« Un cancer bien connu pour sa capacité à régresser spontanément, ou à se différencier en une tumeur bénigne est le neuroblastome de l'enfant », Dr Éléonore Djikeussi

Non

« Apprenez à dire non. Les personnes atteintes de cancer ne [doivent pas] se [laisser] pousser à faire des choses qu'ils ne veulent vraiment pas faire », Dr Lissa Rankin

« Soyez égocentrique. Quand vous n'êtes pas en pleine forme, pensez à vous, et uniquement à vous. Quand on est malade, c'est ´moi d'abord' », Maxime Dahan

Nutrition

« De nombreuses personnes atteintes de cancer souffrent en fait d'une variété de problèmes nutritionnels », Dr Patrick Quillin

« Frugalité, équilibre et digestibilité sont les clés de la prévention du cancer », Robert Masson

> ## O comme... Oxygène
>
> L'amélioration de l'oxygénation des tissus est cruciale pour prévenir et traiter le cancer.
>
> Des techniques comme l'exercice physique, le bol d'air Jacquier, l'hydrologie chaude, et l'utilisation de plantes circulatoires telles que le ginkgo-biloba peuvent aider à oxygéner les tissus et prévenir l'anémie.

Obésité

« L'obésité est un facteur de risque de cancer », Dr Richard Béliveau

« Le tissu adipeux est le lieu de stockage de cancérigènes qui pourraient être relargués chez les sujets obèses », Dr Dominique Georget-Tessier

« L'obésité augmente le risque de cancer », Dr Jason Fung

« Un indice de masse corporelle (IMC) élevé, au-dessus de 30, fait accroitre de 50 % le risque de cancer du sein par rapport à un IMC de 25 % ou moins », Dr Anne MacGregor

« Les hommes et les femmes en surpoids ont respectivement un risque augmenté de 52% et de 62% de cancer », Pr Michel Crépin

« L'obésité multiplie par 2,6 le risque de cancer du pancréas », Dr Frédéric Saldmann

Ocytocine

« L'ocytocine qui est libérée lors des rapports sexuels a un effet protecteur contre le cancer du sein », Frédéric Saldmann

« L'une des principales façons de libérer de l'ocytocine est de pratiquer le toucher », Dr Julien Drouin

Odeur

« Le cancer a une odeur caractéristique », Dr Richard Béliveau

« La fréquence de chaque odeur est une information vibratoire précise. Les odeurs agissent aussi sur notre psychisme et peuvent aider à se libérer des blocages et à retrouver un équilibre psycho-émotionnel », Dr Anne-Marie Giraud

Oligoélément

« Oligothérapie réactionnelle du Pr Ménétrier : le complexe d'oligoéléments 'cuivre-or-argent' est particulièrement intéressant car il agit sur les états de fatigue, la baisse du moral et la baisse des défenses de l'organisme. Il est donc tout à fait indiqué en cas de maladie cancéreuse », Dr Luc Bodin

« Le sélénium présente des fonctions anticancéreuses importantes », Maurice Nicole

Oméga-3 et 6

« Mes sources végétales d'oméga trois sont les graines de chia, de lin, les avocats, les amandes, l'huile d'olive et d'avocat », Guy Tenenbaum

« La surconsommation d'oméga-6 accroît le développement des cellules graisseuses et l'inflammation favorable à la cancérisation », Désiré Mérien

« Une modification du régime alimentaire tendant à augmenter significativement la consommation d'acides gras oméga-3 et à diminuer celle d'oméga-6 présente un effet préventif contre le cancer », Dr Jean-Pierre Willem

« Un excès de certains acides gras oméga-6 augmente le risque de cancer », Dr Dominique Georget-Tessier

Optimisme

« Au nom du principe de la prophétie auto réalisatrice, ce à quoi on s'attend a plus de chances de se produire que ce à quoi on ne s'attend pas. L'optimisme prépare au meilleur. L'optimisme fait du bien à votre santé », Pr Michel Le Joyeux

« Une attitude optimiste face à la vie est à ce jour le médicament le plus puissant et le moins coûteux que l'être humain n'ait jamais eu à sa disposition », Thierry Janssen

Origine du cancer

« Mon fonctionnement sous-tendu par mes sentiments d'infériorité, tout comme le fait de me sentir sans valeur et sans mérite, sont les causes profondes de mon cancer », Anita Moorjani

« L'aspect le plus important qui sème le germe de cancer dès le jeune âge est le fait de vivre la douleur du manque d'amour dans l'isolement », Lise Bourbeau

« [Pour] le docteur Caroline Bedel Thomas, le cancer est la maladie la plus clairement liée aux traits psychologiques. Des caractéristiques communes prédisposeraient à son développement:

- un manque de lien avec un des parents ;
- des sentiments de désespoir durant les situations difficiles;
- une incapacité à exprimer ses émotions ;
- une perte importante d'un conjoint, d'un travail etc. survenu un ou deux ans avant le diagnostic du cancer », Dr Christian Boukaram

« Cancers : il y en a peu, en fait, qui soient d'origine karmique et la majorité d'entre eux se développent suite à une rupture d'harmonie mentale, émotionnelle ou simplement éthérique dans la vie présente de l'être », Anne et Daniel Meurois Givaudan

Os

« Des compresses d'huile de ricin chaude aident à soulager [...] la douleur osseuse », Charlotte Gerson

« Le cancer des os est une mortification qui rend les os fragiles et cassants. Il est très souvent relié à un profond sentiment de dévalorisation où l'on a pu se sentir mutilé, démuni ou sans valeur », Claudia Rainville

« Le système osseux est très sensible à ces questions touchant notre valeur. L'atteinte des os témoigne d'un profond sentiment de dévalorisation, accompagné ou non d'un sentiment de perte de place», Dr Philippe Dransart

Ovaire

« Le cancer de l'ovaire est le plus souvent lié à de fortes émotions concernant soit un enfant, une œuvre ou ce que l'on considère comme notre création, on dit parfois c'est ´mon bébé' », Claudia Rainville

« Les femmes qui boivent le plus de lait ont un risque accru de cancer des ovaires », Thierry Souccar

Oxygénation

« Parmi les techniques et outils permettant d'améliorer l'oxygénation des tissus figurent l'exercice physique, le bol d'air Jacquier, l'hydrologie chaude, pour son action vaso-dilatatrice, et en phytothérapie toutes les plantes circulatoires et notamment le ginkgo-biloba, et tout ce qui concourt au contrôle d'une éventuelle anémie », Isabelle Pion

« Le cancer ne peut pas se développer dans un tissu bien oxygéné », Donna Eden

« Un moyen presque général de traiter la maladie sous toutes ses formes est de favoriser une meilleure oxygénation », Dr Philippe Lagarde

Oxygène

« Le cancer est dû à une dégénérescence déterminée par une carence d'oxygène », Dr Pierre Oudinot

« L'hyposphyxie crée peu à peu des états précancéreux et, si elle persiste, des états cancéreux », Pr Raymond Lautié

« Une cellule normale privée de 35 % d'oxygène pendant 48 heures devient une cellule cancéreuse », Dr Anne Marie Giraud

« L'hypoxie (baisse de la quantité d'oxygène dans les tissus) serait responsable d'une baisse de l'efficacité de la chimiothérapie, encore une bonne raison pour faire des exercices de respiration », Dr Luc Bodin

Ozonothérapie

« L'ozonothérapie améliore la tolérance de la chimiothérapie », Dr Peter Wold et Dr Mohamed Ali Zayen

« L'ozone inhibe le métabolisme des tumeurs en détruisant la double paroi externe des cellules cancérigènes, permettant ainsi aux phagocytes d'opérer un grand nettoyage des cellules tumorales. C'est un support extrêmement efficace dans le traitement des cancers traités avec chimiothérapie et/ou radiothérapie », Dr Schmitz

« Selon la concentration utilisée, l'ozone a diverses propriétés : favorise la circulation sanguine, stimule le système immunitaire, induit une régénération tissulaire, exerce une action cicatrisante, exerce une puissante action stérilisante (détruit bactéries, virus, levures, parasites), freine les réactions immunitaires indésirables, induit un effet revitalisant », Dr Jean-Pierre Pasquet

« Voici les quatre avantages du traitement d'ozone (de l'oxygène à 90 % et de l'ozone à 10 %) : il attaque et tue les microbes et les virus ; il attaque et détruit les tissus tumoraux ; cela augmente l'oxygénation du système sanguin ; il capture les radicaux libres toxiques et aide le corps à les excréter », Charlotte Gerson

« L'ozonothérapie est une méthode de traitement complémentaire et régénératrice faisant partie des principales pratiques de médecine préventive et protégeant l'organisme contre les maladies en renforçant l'immunité », Dr Terziler

« Ozonothérapie : cet excès d'oxygène est d'autant plus intéressant qu'il s'agit d'un oxygène naissant et que, de fait de cette électrisation, les propriétés microbicides et antitoxiniques de l'oxygène sont portées au maximum », Dr Paul Aubourg

« L'ozonothérapie est une arme adjuvante de choix dans le domaine de la cancérologie », Dr Philippe Lagarde

> ### P comme... Pardon
>
> Le pardon joue un rôle crucial dans la guérison en réduisant les émotions négatives et en stimulant les émotions positives, ce qui favorise un bon niveau d'anticorps.
>
> Pardonner aux autres et à soi-même est essentiel car l'incapacité à pardonner est souvent liée à des maladies. Cela inclut aussi le processus d'apprendre à s'aimer davantage et à se défaire du complexe de culpabilité, favorisant une évolution personnelle positive.

P_{aix}

« Vos pensées doivent toujours être centrées sur le moment présent dans le seul but d'atteindre la paix et la sérénité intérieure », Alain Joseph Bellet

« Ce cancer peut devenir un ami voulant foncièrement te donner un message d'espoir, un moyen pour retrouver la paix intérieure », Lise Bourbeau

Pancréas

« La qualité alcaline des aliments crus aide le pancréas à produire ses enzymes anti cancer », Leslie Kenton

« On ne peut être que consterné du sectarisme de la médecine officielle qui depuis un siècle persiste à ignorer l'importance capitale des enzymes pancréatiques dans le traitement du cancer », Michel Dogna

Pao Pereira

« Le Pao Pereira employé seul a réduit la taille de la tumeur de manière significative, jusqu'à 72 % chez les souris », Sylvie Beljanski

« In vivo, Pao Pereira employé seul a réduit de 79 % l'excroissance tumorale », Dr Jun Yu (Université du Kansas)

« Flavopereirine: Extrait d'écorce de Pao Pereira, poirier de la forêt tropicale d'Amérique du Sud. Inhibe sélectivement les cellules cancéreuses, maîtrise nombreuses formes de cancer, dont les cancers du cerveau, car franchissant la barrière méningée », Georges Pinque

Pardon

« Le pardon favorise un bon niveau d'anticorps en réduisant l'intensité des émotions négatives (colère, rancœur, vengeance, haine) et en stimulant les émotions positives », M.E. Mc Cullogh

« La phase de guérison commence lorsque nous sommes capables de ressentir un immense sentiment d'amour et de pardon au fond de nous et d'en irradier les autres, en particulier les personnes à qui nous reprochons de nous avoir fait du mal », Michel Dogna

« Le pardon est une force libératrice, souvent entravée par la souffrance et l'égo. Comme tout est vibratoire, lorsque vous pardonnez, vous émettez une énergie qui va vous libérer et vous permettre de retrouver force et respiration », Patricia Darré

« Seuls ceux qui pardonnent peuvent être libres. Quiconque pardonne n'est plus prisonnier », Jan-Philip Sendker

« L'incapacité à pardonner est l'une des causes les plus fréquentes de maladie », Florence Scovel Shinn

« Se pardonner à soi-même, c'est aussi apprendre à s'aimer davantage. Le complexe de culpabilité est un fardeau pour notre évolution ; stagner dans l'affliction ou l'autoflagellation n'est pas constructif, ne résout pas les problèmes », Alain Joseph Bellet

Parent

« C'est le manque d'attention, ou le rejet de la part des parents qui peut créer un style d'attachement insécure, impliqué dans le cancer », Yvane Wiart

« Le sentiment ou la perception d'un abandon, ou d'un rejet par l'un ou les deux parents, pourrait être un premier facteur déclenchant le développement d'un cancer », Dr Carl Simonton & Stephanie Matthews Simonton

« Nous avons choisi nos parents pour les épreuves qui vont nous permettre de guérir notre âme », Natacha Calestrémé

« Le cancéreux vit beaucoup de colère envers lui-même parce qu'il se voit comme ce parent du même sexe qu'il refuse d'accepter, faisant ainsi plein de pirouettes pour ne pas être comme ce dernier. Dès l'instant où il devient conscient de toute cette colère refoulée et de sa grande douleur associée au rejet, on peut dire que c'est le début de la guérison », Lise Bourbeau

Parole

« Dites souvent 'je t'aime'. Les personnes qui survivent au cancer ne laissent aucun mot non dit. Vous ne savez jamais quand votre temps est écoulé. Ne risquez pas que quelqu'un que vous aimez ne le sache pas », Dr Lissa Rankin

« Nous devons parler du cancer. Nous devons parler de la souffrance. Nous devons parler de notre peur profonde de mourir, ciselée par une culture qui célèbre tout ce qui est jeune, brillant et parfaitement formé. Nous devons pleurer les mille pertes, grandes et petites, que nous avons recueillies depuis l'enfance et réduites au silence pour les garder en sécurité. Nous devons devenir émotionnellement et spirituellement bien », Sophie Sabbage

« Lorsqu'on parle à nos cellules, il est impératif d'employer le mot 'nous' et ne pas s'adresser à elles en disant 'vous', s'unir pleinement à son corps », Nadine Sarrion

Participation active

« Pour agir sur le long terme, il est important de s'impliquer personnellement dans le processus de guérison plutôt que de s'en remettre exclusivement à des thérapeutes », Natacha Calestrémé

« Pour parvenir à soigner la maladie, il est indispensable de traiter les sentiments. Cela conditionne l'adhésion des patients à leur traitement, leur participation active dans leur prise en charge. C'est aussi un précieux outil pour mieux supporter les traitements et leurs effets secondaires, mais aussi améliorer les chances de guérison », Min-Jung Kym et Dr Alain Toledano

Passivité

« La passivité nous prive de nos forces », Dr Philippe Dransart

« La passivité peut affaiblir le système immunitaire », Kelly A. Turner

Pays

« On change de cancer en changeant de pays », André Cicolella

« On connaît un seul peuple au monde qui soit totalement épargné par le cancer. Il s'agit d'une population naine qui vit en Équateur (Amérique du Sud). Par un hasard génétique, ces Indiens de petite taille ne captent pas le sucre », Dr Laurent Schwartz

« On retrouve dans tous les pays un lien direct entre la fréquence des cancers et la consommation de viande, de charcuterie et de produits laitiers », David Servan-Schreiber

Peau

« Les soins de la peau sont de la plus haute importance dans le traitement du cancer, car les pores sont les organes accessoires de la respiration », Johanna Brandt

« Les chimiothérapie laissent souvent des traces rosacées sur la peau, notamment sur le visage et le cou. Chaque jour, tout au long du traitement, mélanger la chair d'un demi concombre, un blanc d'œuf et poser en masque pendant une demi-heure. On peut également utiliser cette préparation sur les cicatrices enflées et rouges (après cicatrisation) », Élise Boghossian

Pensée

« Des pensées à basses vibrations (la colère, le ressentiment, la culpabilité) ont le pouvoir de nous rendre malade en abaissant le niveau vibratoire du corps, tandis que les pensées à hautes vibrations (la joie, l'amour, la compassion, la gratitude) ont le pouvoir de nous revitaliser », Sandrine Muller-Bohard

« Nos pensées ont une influence guérissante sur tous les êtres vivants, aussi bien sur nous-mêmes que sur les autres », Matthew Manning

« Toute pensée qui nous envahit tend de toute sa force à sa réalisation, dans la mesure où elle entre dans le cadre des lois de la nature », Émile Coué

« Cette habitude de penser toujours à la maladie, habitude contractée par le plus grand nombre, constitue l'obstacle majeur à la guérison. Chaque pensée négative, chaque pensée dirigée vers la maladie fait barrage à l'afflux des forces curatives», Dr Matthias Kamp

Personnalité de type C (C pour Cancer)

« Les autres voient souvent ces patients cancéreux comme des gens exceptionnels, merveilleux, disant d'eux : 'c'est un homme si bon et si doux', ou 'c'est une sainte'. La gentillesse, la qualité, la bonté de ces gens étaient en fait le signe de leur incapacité de se faire confiance, de croire suffisamment en eux-mêmes, et de leur manque d'espoir », Lawrence LeShan

« Personnalité encline au cancer : ces traits incluent un faible amour propre, la difficulté d'exprimer la colère ou l'agression, un désir de plaire aux autres et l'ignorance de leurs propres sentiments et besoins émotionnels inhibés », Beata Bishop

« Se défaire de la personnalité de type C qui cherche toujours à éviter de faire des vagues. Plutôt que de traverser leur vie de façon passive et soumise, [les patients qui ont guéri] ont progressivement appris à s'approprier leur liberté, leur authenticité et leur autonomie », David Servan–Schreiber

« Le cancer touche énormément de 'saints', ces gens à l'honnêteté et à la générosité compulsive qui font systématiquement passer les problèmes des autres avant les leurs », Dr Bernie Siegel

« La personnalité dite de type 'C' a ainsi été jugée plus vulnérable : elle correspond à des personnes plutôt introverties, soumises, réprimant leurs besoins, se sacrifiant pour éviter les conflits et vivant leur désespoir en silence », Isabelle Pion

Perte

« Le déclenchement de cancer serait lié à une réactivation, à l'âge adulte, d'une perte d'objet d'amour durant l'enfance, dont le deuil n'a pas été fait », Anne Ancelin-Schützenberger

« La perte d'une relation affective importante est souvent une cause importante qui influe sur la santé physique », Désiré Mérien

Pesticide

« Les pesticides sont des substances cancérigènes », Fabrice Nicolino et François Veillerette

« Les pesticides pourraient être impliqués dans l'apparition de certaines tumeurs comme les leucémies et les tumeurs cérébrales », Pr Michel Crépin

« L'exposition de la mère aux pesticides avant comme après la conception favoriserait le cancer de l'enfant selon un rapport anglais du Chem Trust », Pr Henri Joyeux

« Le lymphome malin non hodgkinien est lié aux pesticides », Charlotte Gerson et Beata Bishop

Peur

« Cancer : le territoire privilégié de la peur », Dr Yann Rougier

« La crainte du cancer est plus nocive que le cancer lui-même », Anne Ancelin-Schützenberger

« Prenez le temps de regarder vos peurs en face et apprenez à les combattre, une à une, dans la compréhension d'un défi spirituel à relever », Alain Joseph Bellet

« La plupart du temps, on observe une rémission radicale quand on peut libérer quelqu'un de ses peurs », Michael Broffman

« Si on cède à la peur, alors c'est tout le champ d'énergie subtile, le système immunitaire, qui cesse de fonctionner », Patti Conklin

« Il n'y a rien de plus immunodestructeur que la peur. Pour ne pas être malade, il s'agit d'apprendre à gérer ta santé », Dr Christian Tal Schaller

« Prenez des risques. Les gens qui survivent au cancer ont fait face à leur peur et lui ont dit d'aller se faire voir. Ils savent que la vie est faite pour vivre. La peur est impuissante. Et la joie réside dans la prise de risques. Alors faites du parachutisme si vous voulez. Saut à l'élastique. Deltaplane. Dépensez vos économies. Vivez comme si vous pouviez mourir demain », Dr Lissa Rankin

Peur de la mort

« La peur de la mort peut nous paralyser ou avoir au contraire un effet salutaire, selon que nous nous percevons démunis ou que nous retrouvons la clé pour accéder à nos énergies cachées », Dr Philippe Dransart

« La peur de la mort par le cancer est en général la pire des souffrances du cancéreux », Johanna Brandt

« La peur de mourir est parfois nécessaire pour se souvenir de tous les désirs et besoins que nous avons mis de côté au fil du temps. N'oublie donc pas de dire merci à cette peur pour t'avoir aidé à en devenir conscient », Lise Bourbeau

« Notre peur de mourir n'est que la peur de mourir avant d'avoir vraiment vécu », Marie de Hennezelle

Phytothérapie

« Les extraits de Pao et Rauwolfia vomitaria, inoffensifs pour les cellules saines, [sont] tous deux capables d'éradiquer complètement les cellules souches de cancers tant ovariens que pancréatiques », Sylvie Beljanski

« Les extraits de Pao Pereira et ceux de Rauwolfia vomitaria ont une action anti cancéreuse sélective, ce qui signifie qu'ils portent atteinte aux cellules cancéreuses et non aux cellules saines », Dr Schachter

« Alstonine: extrait d'un arbuste africain, le rauwolfia vomitaria. Anticancéreux sélectif épargnant les cellules saines », Georges Pinque

« En usage externe, le recours à la chélidoine a été admis, notamment par le docteur H. Leclerc, pour restreindre l'extension de la tumeur », Raymond Dextreit

« Le monde végétal se met à notre disposition pour combattre le cancer [:] c'est le cas de la colchicine, de la podophyllotoxine, des extraits de pervenche de Madagascar. C'est aussi le cas du taxol isolé des écorces du tronc de l'if », Dr Jean-Pierre Willem

« Artemisia Annua : très efficace dans le cancer du poumon, mais aussi de l'estomac et autres », Michel Dogna

« Pour aider l'organisme en cas de cancer, il faut consommer mes deux références détox : 1) tisane de Presle; 2) mélange d'orties, d'achillée et de souci », Dr Yann Rougier

« La grande ortie : en jus, en soupe, en tisane, il s'agit d'une plante à inviter dans son quotidien afin de se renforcer », Odile Chabrillac

Pilule contraceptive

« La pilule est officiellement classée dans les produits cancérigènes aux États-Unis comme en Europe », Dr Alain Dumas et Dr Éric Ménat

« La pilule [augmente] de façon importante le risque de cancer du sein », Dr Christian Tal Schaller

« Il y a une majoration incontestable des cancers du sein sous pilule de l'ordre de 20 % », Dr Silvia Franceschi

« La pilule est un médicament dangereux, cancérigène », Pr Henri Joyeux

Placebo

« Les placebos peuvent avoir des effets profonds sur les maladies organiques, les tumeurs malignes incurables y compris », Dr Shapiro

« Les placébos, ces fausses pilules, s'avèrent aussi efficaces que les cocktails chimiques », Dr Bruce H. Lipton

« Les médecins sont des placebos ou des nocebos puissants », Antoine Sénanque

Plaie

« L'environnement des plaies fournit une matrice favorable à la croissance tumorale », Dr Julien Drouin (Dvorak, 2015)

« Tumeurs : des blessures qui ne guérissent pas », Rudolf Virchow

Politesse

« Se contraindre à être poli en toute circonstance est précisément une attitude qui engendre une accumulation de contrariétés et de frustrations », Saverio Tomasella

« Personne, quel qu'il soit, n'a le droit, de se substituer au choix du malade. Ne faites pas partie de ceux qui meurent par politesse ! », Michel Dogna

Pollution

« Comment expliquer l'augmentation rapide de certaines maladies : diabète, obésité, certains cancers, si ce n'est par des causes environnementales, comprises au sens de l'exposition à de multiples substances chimiques de synthèse ? », Dr Laurent Chevallier

« Les produits chimiques incorporés aux aliments (colorants, stabilisants, antioxydants, améliorants, etc., même autorisés par la loi) constituent des facteurs cancérigènes », Pierre-Valentin Marchesseau

« La viande, les produits laitiers ainsi que les gros poissons constituent plus de 90% de l'exposition humaine à des contaminants qui sont des cancérigènes connus », David Servan-Schreiber

« Certaines analyses ont permis de déceler jusqu'à 287 produits chimiques dans le sang du cordon ombilical, donc 180 étaient des cancérogènes avérés pour l'homme ou l'animal », Sylvie Beljanski

Pollution électrique / électromagnétique

« Les champs électromagnétiques extrêmement basse fréquence (induits par les lignes électriques de transports, transformateurs électriques, voies ferrées, lampes, appareils ménagers, ordinateurs, etc.) ont été classés cancérogènes possibles pour l'homme par le CIRC (centre international de recherche sur le cancer) », site cancer-environnement

« Pour la femme travaillant en ambiance électrique, la mortalité par cancer du sein est augmentée de 40% », Alain de Luzan

« La dégénérescence cellulaire apparaissant lors du cancer s'avère comme le résultat d'une perturbation électromagnétique », Robert Endrös et Karl-Ernst Lotz

Polyphénols

« Les polyphénols sont des antioxydants dont l'action est essentielle pour combattre le stress oxydant, mécanisme impliqué dans le cancer », André Cicolella

« Les polyphénols sont surtout utilisés en prévention et en période de rémission pour tenter de réduire le risque de récidive. On les trouve largement dans les fruits, les légumes et les aromates, et il est donc important d'en consommer régulièrement avant d'envisager une supplémentation en gélules ou en comprimés », Dr Alain Dumas et Dr Éric Ménat

Pomme

« Les pommes ont une activité antioxydante très puissante qui permet d'inhiber la prolifération des cellules cancéreuses. [ ] La pomme mangée avec sa peau est bien plus efficace contre la prolifération des cellules cancéreuses », Rémi Moha

« Le jus de pomme de terre crue est excellent pour la santé. C'est un des meilleurs remèdes naturels pour l'estomac. La pomme de terre est très riche en vitamine C (en partie détruit quand on cuit ce tubercule). Le jus cru est idéal pour bénéficier de cette vitamine C », Dr Alain Dumas et Dr Eric Ménat

Positif

« Une attitude positive, pleine d'espoir, déterminée, renforce la capacité immunitaire », Beata Bishop

« Voir la vie sous un angle ouvert et positif vous permet de fabriquer de bonnes vibrations. Un corps en bonne santé a de hautes vibrations. La plus haute vibration qui soit est l'amour, la joie. Ouvrez votre carapace et fatalement votre corps vous en remerciera», Sandrine Muller-Bohard

« Le négatif permet d'apprécier le positif à sa juste valeur », James Van Praagh

« Gardez une attitude positive. Avoir le moral, même dans les moments les plus difficiles, vous donnera une force intérieure essentielle à la guérison. En vous concentrant sur le verre à moitié plein, vous augmentez inconsciemment son contenu. Au lieu de penser à vos chances de mourir, pensez uniquement à vos chances de survivre », Maxime Dahan

« Une chose négative porte toujours en elle en fait positif, une leçon », Daniel Meurois et Anne Givaudan

Poumon

« Le cancer du poumon est une conséquence de la bronchite chronique », Dr Laurent Schwartz

« Le risque de cancer du poumon pour un fumeur est 10 fois supérieur à celui d'un non-fumeur », Pr Michel Crépin

« Le nombre de cancers du poumon, notamment chez les femmes non-fumeuses, a augmenté de plus de 200 % en 15 ans », Pr David Khayat

« Le poumon est l'organe de la dévalorisation », Pierre Hammond

« Les poumons représentent la vie, le besoin d'espace et de liberté. Les maladies qui y sont rattachées sont très souvent reliées à un profond découragement, on n'a plus envie de vivre. La question à se poser est alors 'Suis-je fatigué de la vie...ou de me battre pour arriver à quelque chose ?' », Anne Givaudan

« L'incapacité à extérioriser ses émotions amène les individus à développer cinq fois plus de cancer des poumons », Sylvie Simon

« Les cancers du poumon sont le plus souvent reliés à une peur obsessionnelle de mourir », Claudia Rainville

« L'anxiété, l'inquiétude et la tristesse sont les émotions liées aux poumons », Jean Pélissier

« Cancer [;] pour le poumon, ce sont surtout la tristesse ou le chagrin à la suite d'un deuil ou d'une séparation qui sont en cause », Dr Jean-Luc Amouretti

Précancéreux (état précancéreux)

« Chacun de nous est doté d'un capital cancer immuable pouvant être amorcé à tout moment. [...] Nous sommes tous des précancéreux qui s'ignorent », Michel Dogna

« Un terrain précancéreux peut se traiter. Pour que la maladie cancéreuse apparaisse chez un individu, il faut que son terrain soit prédisposé », Dr Philippe Lagarde

« L'état précancéreux et cancéreux appelle au secours ail et betterave rouge », Rika Zaraï

Prévention

« Un cancer a une vie cachée de 8 ans en moyenne. Durant cette longue période, l'embryon de cancer est très vulnérable, un rien peut le faire capoter. Tous les spécialistes admettent cette réalité, mais très peu d'entre eux préconisent une politique de prévention. Pourtant, elle est facile à mettre en œuvre », Dr Jacques Lacaze

« Si vous mangez un régime alimentaire complet sans additifs, restez actif, gardez votre poids sous contrôle et ajoutez une demi-aspirine par jour à votre routine quotidienne, vous prévenez en fait le cancer », Dr Deepak Chopra

« Une bonne politique de prévention sur les facteurs de risques tels que l'alcool ou le tabac permettrait d'éviter 40 % des cancers », Min-Jung Kym et Dr Alain Toledano

« Les personnes qui ne fument pas, boivent modérément, font un peu d'exercice et mangent des fruits et légumes tous les jours ont jusqu'à quatre fois moins de risques que les autres de développer un cancer », David Servan-Schreiber

« La consommation de 3 portions par jour de légumes réduit de 23% la mortalité par cancer », Dr Laurent Chevallier et Claude Aubert

« Pour éviter les maladies en général et le cancer en particulier, il est essentiel de bien éliminer, de stimuler le système immunitaire et de savoir gérer les tensions nerveuses, ce qui est possible quand on fait appel à la diététique et à la phytothérapie », Dr Jean-Pierre Willem

« Des méthodes qui aident à s'exprimer, se décharger, se libérer du ressentiment, exprimer des sentiments négatifs, ou pardonner des torts anciens (qu'ils soient réels ou imaginaires) pourraient bien jouer bientôt une part importante dans la médecine préventive de l'avenir », Dr Carl Simonton & Stephanie Matthews Simonton

« Si vous voulez prendre un raccourci pour la santé totale, associez à l'alimentation végétale de l'exercice physique, des techniques de santé comme les lavements intestinaux, les massages, des tisanes et produits phytothérapeutiques, le brossage de la peau au gant de crin, la géobiologie et le Feng-shui, l'acupuncture et les médecines énergétiques, etc. Sans oublier l'apprentissage du défoulement émotionnel, de la pensée positive, de la visualisation et la découverte des personnages intérieurs qui façonnent votre réalité », Dr Christian Tal Schaller

« La prévention du cancer passe surtout par une vie plus épanouie, avec moins de stress », Dr Thérèse Quillé

Prière

« Si la seule prière que tu faisais dans ta vie était 'merci', ce serait suffisant », Maitre Eckhart

« Concernant la prière et la spiritualité, il est évident qu'elles sont essentielles dans le processus de guérison », Drs Idir & Salim Laïbi

« Les patients qui croient dans une plus haute réalité, et qui sont capables de prier et placer leur foi en Dieu, s'en sortent mieux que ceux qui ne le font pas. La prière, venant du cœur, avec la confiance dans la justesse ultime des choses, peut être d'un grand soutien sur le chemin rocailleux de la guérison », Beata Bishop

Proactivité

« Les personnes qui assument leur responsabilité dans la guérison se disent : 'Je veux faire partie de mon rétablissement. Je veux être proactif', ce sont celles qui s'en sortent le mieux », Dr Patrick Quillin

« Face au cancer, se mettre dans une démarche proactive, volontaire, est la clé du salut. Elle le fut, en tout cas, pour moi », Adeline Pasteur

Probiotique

« La flore est fortement perturbée par la chimio et les traitements qui y sont associés (cortisone, antibiotiques,...). C'est pourquoi nous donnons systématiquement des probiotiques pendant et après une chimiothérapie », Dr Alain Dumas et Dr Éric Ménat

« Les probiotiques inhibent la croissance des cellules cancéreuses du côlon », David Servan-Schreiber

Produits chimiques

« Les BPA sont suspectés d'être impliqués dans plusieurs cancers », Dr Christian Tal Schaller

« Les polystyrènes des emballages alimentaires cèdent aux aliments qu'ils côtoient du styrène monomère cancérogène ou mutagène par son métabolisme », Daniel Kieffer

Produits laitiers

« Une consommation très importante de lait et de produits laitiers, en apportant des quantités élevées de calcium, est associée de manière probable à une augmentation du risque de cancer de la prostate », Pr Michel Crépin

« Attention aux produits laitiers ! Ils renforcent la couche mucoïde protectrice des cellules cancéreuses et ils contiennent des hormones de croissance cellulaire rapide (le lait est fait pour les bébés qui doivent grandir vite) », Michel Dogna

Pronostic

« Les pronostics influencent l'évolution de la maladie. Ces informations se programment en vous, et préparent déjà l'évolution future de votre maladie », Dr Luc Bodin

« Ce dont une personne malade a le plus besoin, c'est d'être rassurée, puis guidée vers un processus d'auto guérison. Ce dont elle n'a surtout pas besoin, c'est d'être effrayée et condamnée pas de sombres pronostics », Claudia Rainville

Propolis

« Propolis : un effet anticancéreux potentiel. Des études montrent que la propolis pourrait avoir un effet positif dans certains cancers comme celui de la prostate. Une bonne raison de plus pour l'utiliser pendant les chimios », Dr Alain Dumas et Dr Éric Ménat

« Les extraits de propolis peuvent être considérés comme un agent naturellement obtenu extrêmement utile dans le traitement du cancer », S. Khacha-Ananda, K. Tragoolpua, P. Chantawannakul, Y. Tragoolpua

Prostate

« Le cancer de la prostate a été trop diagnostiqué : on découvre maintenant que le fait d'avoir des cellules cancéreuses ne signifie pas avoir un cancer invasif », Pr Didier Raoult

« De récents essais cliniques suggèrent que la vitamine D et ses analogues pourraient représenter des traitements de grande importance dans les cas de cancer de la prostate », Maurice Nicole

« Les fromages et le lait en trop grande quantité pourraient augmenter le cancer de la prostate chez les hommes à partir de 50 ans », Pr Michel Crépin

« Le Pao Pereira inhibe la croissance des cancers prostatiques réagissant encore à la testostérone », Sylvie Beljanski

« La consommation de tomates permet de réduire la croissance du cancer de la prostate », Pr Erdman

« L'association de la vitamine A et D aurait un effet synergique pour induire l'apoptose (mort cellulaire programmée) des cellules cancéreuses de la prostate », Rémi Moha

« La consommation de noix réduit la progression du cancer de la prostate », Dr Alain Dumas et Dr Éric Ménat

« Le cancer de la prostate est le plus souvent lié à des sentiments de culpabilité et d'impuissance », Claudia Rainville

Protection

« Le foie et le pancréas sont les deux organes déterminants dans la protection contre le processus cancéreux, le premier prémunissant d'une toxémie pathogène, le second d'une dangereuse carence enzymatique», Michel Dogna

« L'activité physique protège contre les cancers du sein, du côlon, de la prostate, de l'utérus et du pancréas », Dr Édouard Pélissier

Protéine

« Nous pouvons à volonté provoquer ou arrêter l'évolution du cancer en modifiant tout simplement la quantité de protéines dans l'alimentation », Dr Campbell

« Il est important de diminuer l'apport en protéines surtout dans les premières semaines qui suivent le diagnostic du cancer et avant une éventuelle intervention chirurgicale », Dr Yann Rougier

« Partant d'une carence protéinique totale, le sang déclenche une autophagie en particulier sur les protéines faciles peu organisées des tumeurs cancéreuses », Michel Dogna

Protéine animale

« Les protéines animales constituent un facteur néfaste dans la plupart des maladies de civilisation et le cancer », Pr Andreas Michalsen

« Les tumeurs sont des masses protéiques, qui profitent de tout apport excessif en protéines animales (viandes blanches et rouges, volaille, fromage gras et fermentés, œufs...) », Dr Yann Rougier

« L'immunité face au cancer ne peut s'édifier que sur un régime dépourvu de protéines animales », Georges Pinque

« Une alimentation riche en protéines animales favorise la survenue de cancer et diminue de manière importante l'espérance de vie », Maurice Nicole

Psychisme

« On ne peut guérir la partie sans soigner le tout. On ne doit pas soigner le corps séparé de l'homme, et pour que l'esprit et le corps retrouvent la santé, il faut commencer par soigner l'âme. Car c'est une erreur fondamentale des médecins d'aujourd'hui : séparer dès l'abord l'âme et le corps », Hippocrate

« La recherche en bio feed-back est la première indication médicale vérifiable que le psychisme peut soulager les maladies aussi bien que les créer », Dr Barbara Brown

« Les émotions exacerbées, les désir inassouvis, les dépressions successives, les angoisses chroniques sont autant de détonateurs capables de déclencher des cancers », Jean Pélissier

Psychogénéalogie

« Ce qui est passé sous silence à la première génération est porté dans son corps par la deuxième », Françoise Dolto

« Un enfant gravement malade porte toujours une pathologie présente dans son arbre généalogique », Nathalie Chassériau

« La mémoire se transmet donc comme un fantôme, d'une génération à l'autre, et [ ] cette mémoire influence la psyché d'une manière si forte qu'elle en est capable de déclencher différentes pathologies chez les héritiers », Adeline Pasteur

Psychothérapie

« Six mois de psychothérapie doublent au moins la durée (prévue) de survie des malades atteints du cancer », Anne Ancelin-Schützenberger

« L'accompagnement psychologique des cancéreux lors de leur traitement a […] des conséquences très favorables sur leur pronostic », Michel Odoul

Puissance

« La maladie est un appel de notre Dieu intérieur afin de reconnaître notre puissance intérieure », Lise Bourbeau

« La cellule cancéreuse est dans la Toute Puissance. Le contraste est saisissant avec le sentiment d'impuissance et de dévalorisation que ressentent la plupart des malades. Ce sont en général des personnes qui manquent de confiance en elles, même si parfois elles essayent de donner le sentiment inverse », Dr Philippe Dransart

Q comme... Quotidien

Le cancer peut survenir lorsque notre vie quotidienne n'est pas alignée avec nos aspirations profondes.

Si vous souffrez d'un cancer, maintenez une vie aussi normale que possible pour mieux accepter et gérer la maladie, tout en essayant de transformer chaque jour en une célébration.

Qi Gong

« Des exercices comme la marche, ou encore le Qi Gong, trouvent une place centrale dans la batterie des moyens mis en œuvre, tant à titre préventif que curatif des différents cancers », Jean Pélissier

« Qi gong : cette 'gymnastique douce' est en réalité une vigoureuse gymnastique du système énergétique, notamment utilisée dans la médecine chinoise pour le traitement des cancers », Élise Boghossian

Questionnement

« Quelles sont vos trois meilleures raisons de vivre actuellement ? », Dr Kelly A. Turner

« [Questions posées par Lawrence LeShan à ses patients cancéreux]: 'qu'est-ce qui est bien pour vous ? Quelles sont vos façons spéciales d'être, de relater et de créer ? Qu'est-ce qui bloque leurs expressions ? De quoi avez-vous besoin pour vous réaliser ? Par-dessus tout, que voulez-vous faire avec votre vie ?' », Beata Bishop

« Pour découvrir ton besoin ainsi que tes désirs : 'qu'est-ce que ce que ce cancer m'empêche d'avoir et de faire (désirs) et surtout d'être (besoin de ton âme) ?' », Lise Bourbeau

Quotidien

« [Le cancer intervient lorsque] notre quotidien n'est pas en adéquation avec nos aspirations profondes », Dr Edward Bach

« Le fait de conserver une vie aussi normale que possible a des atouts considérables dans la lutte contre un cancer. Cela permet de s'extraire de sa condition, de mieux vivre avec et donc de mieux l'accepter », Min-Jung Kym et Dr Alain Toledano

« Entourez-vous de beau, de joie, d'amour, et fuyez les pessimistes et les angoissés. Transformez votre vie quotidienne en fête. Cela peut être tous les jours Noël ou votre anniversaire, si vous le voulez. Lâchez-vous, aller au bout de vos envies et de vos désirs », Dr Luc Bodin

« Prendre soin de son corps, c'est la première étape vers la guérison. Respirer, marcher, s'aérer... Prendre soin de ne pas s'alourdir d'aliments inutiles ou trop lourds, de faire un peu d'exercice. Prendre tout autant soin de son image, de son visage et de son apparence. Le bonheur de revivre commence par ces 'petits détails' », Dr Philippe Dransart

> ### R comme... Rire
>
> Le rire a des effets bénéfiques sur la santé, notamment en améliorant la circulation sanguine, en équilibrant le système veineux, et en augmentant l'activité des cellules immunitaires.
>
> Il peut augmenter l'efficacité des traitements comme la chimiothérapie.
>
> Il réduit les hormones de stress, renforce les défenses immunitaires, et peut même aider à combattre le cancer.

Radicaux libres

« Le dénominateur commun de tous les cancers est la prolifération des radicaux libres », Alain de Luzan

« Les radicaux libres sont responsables, entre autres, de notre vieillissement et de la cancérogenèse pour une grande part », Dr Luc Bodin

Radioactivité

« La radioactivité est le facteur initiateur de la plupart des cancers », Alain de Luzan

« Les rayonnements ionisants (ou radiations ionisantes) sont classés cancérogènes avérés pour l'homme. La source principale d'exposition aux rayonnements ionisants est liée aux traitements des cancers par radiothérapie et aux examens d'imagerie médicale », site laradioactivite.com

« Les cancers infantiles augmentent près d'une centrale nucléaire. Ils augmentent de 60 % si l'enfant réside dans un rayon de moins de 5 km », Dr Christian Tal Schaller

Radiothérapie

« Radiothérapie : type de traitement qui utilise les rayonnements ionisants émis par certains éléments radioactifs comme le radium. Lorsque ces rayons traversent les tissus malades, ils détruisent les cellules anormales ou ralentissent le développement », Dr Anne Marie Giraud

« La radiothérapie est l'utilisation de rayons ionisants dans le traitement de certaines maladies, principalement le cancer. Le faisceau traverse la peau pour atteindre sa 'cible', généralement profonde. L'objectif est de détruire la tumeur tout en épargnant les tissus voisins. Mais la peau rougit, 'brûle' et 'marque', même des années plus tard », Danièle Festy

« La radiothérapie est une technique très dangereuse, difficile à manier et qui présente de nombreux inconvénients immédiats et lointains. Mais là encore, cette thérapie 'dure' est parfois très utile à certains types de cancer », Dr Philippe Lagarde

« En général, les docteurs de Gerson utilisent rarement des radiothérapies. Il y a seulement un cas spécifique dans lequel elles peuvent être utiles, à savoir dans le soulagement de la douleur extrême des cancers osseux ou des métastases osseuses, qui sont difficiles à contrôler et qui guérissent plus lentement que des cancers des tissus mous », Charlotte Gerson

Radiothérapie – limitation des effets indésirables

« Après les séances de radiothérapie : dès le retour au domicile, appliquer un mélange d'huiles essentielles de niaouli et lavande, éventuellement associé à de l'huile végétale de millepertuis ou de rose musquée voire dans un gel d'Aloe Vera », Dr Alain Dumas et Dr Éric Ménat

« Ginkgo biloba a une excellente action de radioprotection. Il est à prendre pendant et après les radiothérapies », Dr Luc Bodin

« Le niaouli apaise les désagréments liés à la radiothérapie », Danièle Festy

« L'huile essentielle de lavande est idéale en cas de brûlures, par exemple dues aux rayons », Adeline Demesy

« En présence d'une diarrhée ou d'une rectite liée aux rayons, l'apport en fibres devra clairement être limité, voire temporairement supprimé », Isabelle Pion

« L'Harmonisation Globale peut être utilisée pour les séquelles de la radiothérapie à long terme », Dr Thérèse Quillé

Radiothérapie – Visualisation positive

« Si vous suivez des séances de radiothérapie, visualisez la radiothérapie comme un rayon d'un million de bulles d'énergie frappant toutes les cellules sur son chemin. Les cellules normales peuvent réparer tout dommage qui leur est fait, mais les cellules cancéreuses n'en sont pas capables, car elles sont faibles, et faciles à détruire », Dr Carl Simonton & Stephanie Matthews Simonton

« Visualisez des rayons qui guérissent votre corps, une belle lumière rose ou blanche qui détruit vos métastases », Adeline Demesy

« Radiothérapie en musique : demander à l'infirmière de mettre votre playlist préférée pendant vos séances de radiothérapie. Écouter de la musique détend votre esprit et votre corps », Maxime Dahan

Radon

« Selon EPA, l'Agence de l'Environnement aux États-Unis, le radon 222 serait à l'origine de 15% des cancers du poumon, 3éme source de pollution juste après l'automobile (diesel), le tabac actif et le tabac passif », Alain de Luzan

« Le radon est un gaz radioactif naturel responsable de 9% des décès annuels par cancer du poumon en Europe », site e-sante.fr

Rayonnement

« [Selon] Georges Lakhovsky, la vie naît par rayonnement, la vie se trouve dirigée par rayonnement, une perturbation de l'équilibre des champs de rayonnement amène la destruction de la vie », Dr Matthias Kamp

« Le rayonnement ultraviolet est préventif du cancer lorsque les facteurs nutritionnels dans l'organisme sont équilibrés, et lorsqu'on évite les erreurs telles que les coups de soleil répétés, les excès de graisse dans l'alimentation et certaines carences », Janet Goodrich

Rechute

« Nous regardons la rechute comme un message physiologique du corps, qui a des implications psychologiques significatives, et non comme un échec », Dr Carl Simonton & Stephanie Matthews Simonton

« Il a été établi que les personnes apprenant à gérer leur stress avaient deux fois moins de rechutes et trois fois moins de mortalité que le groupe témoin », Dr Luc Bodin

« Les traitements classiques du cancer comportent toujours de la chirurgie, de la chimiothérapie et de la radiothérapie. L'ennui, c'est que même si ces traitements peuvent réduire ou éliminer les tumeurs, le cancer revient souvent en force. Ceci est dû aux cellules souches cancéreuses », Sylvie Beljanski

Récidive

« Agir sur l'alimentation permet [...] de réduire le risque de récidive », Dr Dominique Georget-Tessier

« Les patients les plus actifs physiquement font moins de cancer et, surtout, nettement moins de récidives que les autres », David Servan-Schreiber

« Les deux traitements les plus efficaces pour éviter une récidive de cancer sont l'activité physique et le lien social », Dr Alain Dumas et Dr Éric Ménat

« Si on n'a pas voulu comprendre le message la première fois, à cause de la résistance de notre ego, ce dernier revient à la charge de façon plus significative, car il veut reprendre le contrôle de notre vie », Lise Bourbeau

« Les interventions chirurgicales [...] sont responsables de récidives par ensemencement du terrain en ouvrant les voies lymphatiques », Pierre-Valentin Marchesseau

« S'il est relativement facile de se débarrasser d'une tumeur, se débarrasser de la peur qu'elle revienne, est une autre histoire », Fred Evrard

Réflexologie

« Dialoguer avec un organe, c'est utiliser des zones réflexes pour lui poser des questions et/ou lui donner des ordres. Il y a sur le corps différents sites réflexes facilement accessibles et largement exploités depuis des années par les praticiens de santé, tels les pieds (réflexologie plantaire), les mains (réflexologie palmaire), les vertèbres (réflexologie vertébrale), les oreilles (auriculothérapie), les yeux (iridologie) », Michel Dogna

« Réflexologie : elle doit être utilisée doucement et prudemment avec des cancéreux, évitant les points réflexes qui correspondent aux zones affectées du corps », Charlotte Gerson

Refoulement

« Le cancer est le résultat final de l'alexithymie ou refoulement des sentiments ou émotions. La plupart des cancéreux ont souffert d'alexithymie avant de contracter leur cancer », Dr Tsuneo Kobayashi

« Les sujets 'refoulés défensifs' meurent plus rapidement que les autres. Ce sont les gens qui sourient et refusent de reconnaître leur désespoir, qui disent 'je vais bien' alors même qu'ils ont le cancer, que leur conjoint les a quitté, que leurs enfants se droguent ou que la maison vient de brûler », Dr Bernie Siegel

« On meurt souvent d'une rétention de quelque chose. Rétention d'orgueil et de silence. Rétention de douleur, de haine ou de rancune, d'amour également. Tout ce qui ne passe pas à travers toi, tout ce que tu emprisonnes en toi et que tu ne transformes pas dans l'athanor de ton cœur devient un poison que tu absorbes », Daniel Meurois et Anne Givaudan

« La partie du corps affectée par le cancer indique dans quel domaine tu refoules tes désirs et tes besoins », Lise Bourbeau

Refuge

« Le coma est une sorte de refuge quand les choses deviennent trop lourdes à porter, mais qu'il est encore trop tôt pour mourir, parce que tout n'est pas réglé », Marie de Hennezelle

« Le cancer est souvent, pour le subconscient du patient, un état de moindre mal, une défense maladive contre une situation qu'il juge intolérable », Dr Thérèse Quillé

« Le cancer serait provoqué dans le but d'entraîner la mort de celui qui le porte, comme une ultime et définitive façon de mettre fin à la souffrance que celui-ci ressent, c'est-à-dire, une fois encore, à la souffrance que ses propres cellules ressentent », Pr David Khayat

Regard

« Au-delà de l'épreuve qu'elle nous impose, la maladie nous amène un changement de regard sur ce qui nous entoure, et la guérison, elle aussi, vient par un changement de regard... Comme si, au fond, maladie et guérison poursuivaient le même objectif », Dr Philippe Dransart

« Tous les malades de cancer vous le diront : ce qui les ronge, c'est l'incertitude et le regard des autres. Voilà pourquoi on se tait, souvent, pourquoi la maladie devient un tabou », Alice Detollenaere

Régime anticancer

« De très abondantes études ont confirmé le rôle protecteur des fruits et légumes vis-à-vis de la quasi-totalité des cancers », Dr Laurent Chevallier et Claude Aubert

« Diminuant au maximum les apports de toxines alimentaires et des déchets en interdisant la suralimentation ; réduisant la consommation des produits d'origine animale : viandes (acide urique et purine), beurre, graisses animales, blancs d'œuf ; interdisant les conserves, charcuterie, légumes secs, produits congelés ou surgelés », Dr Philippe Lagarde

« Les aliments complets d'origine végétale sont ce qu'il y a de mieux pour traiter le cancer », Dr Campbell

« Les graines et les céréales germées figurent dans la plupart des régimes anti cancers », Leslie Kenton

« La mortalité par cancer est réduite de 40% chez les sujets végétariens », Pr Henri Joyeux

Rein

« Le rein est souvent impliqué dans la relation avec nos ancêtres et dans toutes ces injonctions secrètes de loyauté dans lesquelles nous nous dépêtrons », Dr Philippe Dransart

« La peur est l'émotion des reins. [ ] L'énergie des reins a un lien direct avec les défenses immunitaires », Jean Pélissier

« Les reins gravent la peur de déplaire ou la culpabilité », Pierre Hammond

« Les excès de gluten augmenterait les risques de cancer du rein », Pr Henri Joyeux

Rejet

« Rejet : cette blessure est celle qui a le plus de capacité à développer un cancer, car tout est retenu en soi », Lise Bourbeau

« Le rejet est le pire poison pour le cœur de l'homme », Daniel Desbiens

« Plus les émotions sont rejetées, plus elles luttent en retour pour leur propre survie », Dr Julien Drouin

Relations

« La durée de vie des malades [du cancer] dépend, pour beaucoup, de la qualité de leurs relations sociales et de l'attitude qu'ils adoptent », David Servan-Schreiber

« Le lien social est un des éléments essentiels pour se sortir d'un cancer. Ce lien social, c'est la famille, les amis, les proches, mais aussi les thérapeutes qui aideront et accompagneront le patient dans toutes ces démarches. Cela peut se faire aussi à travers des groupes de paroles, des groupes de soutien ou tout autre groupe humain qui, solidairement, s'aideront les uns les autres à faire ce chemin », Dr Alain Dumas et Dr Éric Ménat

« Certains cancers paraissent liés à un attachement exclusif un peu morbide à des biens, situations ou personnes, à un certain avoir ('avoir' une maison, une usine, un conjoint, un fils, une présidence... qui paraît indispensable à la vie) - et la rémission semble liée à une modification des relations, avec plus de détachement et une manière d'être différente », Anne Ancelin-Schützenberger

« Quand la sociabilité virtuelle devient le seul moyen de communiquer, elle masque la solitude sans lui enlever ses effets toxiques sur le corps et l'esprit », Pr Michel Le Joyeux

Relaxation

« La relaxation et l'imagerie mentale sont parmi les outils les plus précieux que nous avons trouvés pour aider les patients à apprendre à croire en leur capacité à guérir du cancer », Dr Carl Simonton & Stephanie Matthews Simonton

« La relaxation et la visualisation sont autant de techniques utiles pendant la chimiothérapie pour en potentialiser l'action et en diminuer les effets secondaires », Dr Jean-Lionel Bagot

Rémission

« Les malades en rémission sont des battants qui se persuadent et se voient guérir », Carl Simonton

« [Sur] 9 facteurs présents dans les rémissions du cancer, 7 sont d'ordre psychologique :
1. Avoir une bonne raison de vivre,
2. Libérer ses émotions réprimées,
3. Bénéficier d'un soutien psycho social,
4. Augmenter les émotions positives,
5. Approfondir sa connexion spirituelle,
6. Changer radicalement son alimentation,
7. Prendre le contrôle de sa santé,
8. Suivre son intuition,
9. Utiliser des plantes et des compléments alimentaires », Dr Julien Drouin

« Un environnement apportant bien-être physique et émotionnel est associé à une inhibition de la croissance tumorale, et des cas de rémission tumorale », Dr Yufeng Wu

Renaissance

« La cause du cancer, il se pourrait qu'elle soit dans un besoin de renaître. Et cela passe parfois par le besoin de reconnaître ce qui nous enchaîne », Dr Philippe Dransart

« Pardonner est l'outil ultime de la guérison, le fluide de la renaissance », Natacha Calestrémé

« Vivre le présent, s'intéresser à son corps autant qu'à son esprit est une manière de renaître », Pr Michel Le Joyeux

Répétition

« Cancer : on s'aperçoit qu'en faisant un génosociogramme commenté, une psychogénéalogie, un arbre généalogique complet [...] on observe des répétitions. En pointant et éclairant ces répétitions, on permet [...] d'améliorer la situation [...] : le client va pouvoir devenir - redevenir un sujet et vivre ses choix - et enfin vivre », Anne Ancelin –Schützenberger

« Un phénomène de synchronicité a été remarqué dans l'apparition des cancers. Si tu as par exemple ressenti un choc du décès d'un proche, et que tu étais alors âgé de 18 ans, un cancer pourra possiblement apparaître 18 ans plus tard ou lorsque ton enfant aura lui-même atteint l'âge de 18 ans », Lise Bourbeau

« Ceux qui n'apprennent rien des faits désagréables de leur vie forcent l'univers à les reproduire autant de fois que nécessaire pour apprendre ce qu'enseigne le drame », Carl Gustav Jung

« Cette récurrence cyclique des événements marquants est fréquente chez le malade du cancer. Tout semble se passer comme si une question douloureuse de notre enfance ou de notre adolescence se reproduisait dans notre existence [...] de différentes façons comme pour lui trouver une réponse », Dr Philippe Dransart

Repos

« Les patients doivent se reposer s'ils veulent guérir. Guérir, l'effort héroïque que fait le corps pour combattre la maladie exige de l'énergie ; l'énergie déjà diminuée d'une personne malade doit donc être réservée pour cela », Charlotte Gerson

« Ce message transmis par la maladie est très souvent une invitation au repos et à l'expérience du moi intérieur. La maladie nous contraint souvent à nous détendre, à nous détacher un peu de nos affaires et de nos efforts pour plonger vers un niveau de conscience profond et serein, seul capable de nous recharger en énergie », Shakti Gawain

« Ces cellules cancéreuses pourraient bien nous envoyer des messages pour nous faire prendre conscience de ce qu'il faudrait changer dans notre vie. Cette croissance rapide des cellules cancéreuses, ou dites à renouvellement rapide, peut nous faire comprendre qu'il faut ralentir notre rythme de vie trop effréné et accorder des temps de repos à notre corps », Dr Anne Marie Giraud

Répression émotionnelle

« Les personnes qui n'expriment pas leurs émotions ont un risque de décès par cancer augmenté de 70 % par rapport à ceux qui expriment leurs émotions », Dr Julien Drouin

«Il est très important d'exprimer nos émotions, surtout les émotions enfouies. Toutes nos émotions non exprimées vont s'imprimer sur notre ADN », Dr Anne Marie Giraud

Respiration

« Les affections cancéreuses, sans exception (peu importe le type ou le stade du cancer), [sont] liées à la respiration altérée et sans oxygène des cellules du corps », Jane G. Goldberg

« La médecine chinoise avance que tout cancer a un lien avec les poumons et la peau (les deux organes de respiration) qui n'aspirent pas assez d'air. Il existe un blocage à ce niveau que bien des acupuncteurs traitent dans le cas d'un cancer », Lise Bourbeau

« Les exercices de respiration sont relaxants et augmentent la provision d'oxygène à l'organisme - un grand avantage, puisque les cellules cancéreuses peuvent seulement prospérer dans un environnement anaérobique (c'est-à-dire sans oxygène) », Charlotte Gerson

Responsabilité

« L'être atteint d'un cancer reste, en définitive et malgré certaines apparences, seul maître de la dysharmonie », Anne et Daniel Meurois

« C'est nous qui conduisons notre vie, consciemment ou inconsciemment. C'est à nous de prendre notre vie en main », Nadine Sarrion

« Ce n'est qu'à condition de se sentir responsable de notre santé que nous pourrons la conserver », Siranus Sven Von Staden

« Nous pouvons vivre dans la paix et la sérénité seulement lorsque nous prenons la responsabilité de tout ce qui nous arrive et que nous sommes dans l'acceptation d'une situation ou d'une personne, ce qui implique de n'avoir aucun jugement de bien ou de mal, mais seulement un accueil de cette situation ou de cette personne », Lise Bourbeau

« Bien qu'il puisse être tentant de faire l'autruche, abdiquer la responsabilité ne vous aidera pas à guérir. Alors levez-vous, lisez et prenez les rênes. Le chemin vers la santé commence par une pleine information », Laura Bond

« La plupart des malades s'imaginent que la guérison est passive, qu'on la reçoit ('c'est quelque chose qu'on nous fait', disent-ils), et qu'en somme, puisqu'ils n'ont pas à faire l'effort de la mériter, leur seule responsabilité se limite au bon choix des médecins qui vont avoir à les traiter », Pr Jacques Bréhant

Ressentiment

« Les cancéreux vivent souvent avec des ressentiments non résolus. En libérant l'énergie liée au ressentiment, afin qu'elle puisse être redirigée et utilisée pour des décisions positives, vous serez beaucoup plus près du genre de vie que vous voulez vivre. Ces gains vont augmenter la capacité de votre corps à éliminer un cancer; et améliorer de façon spectaculaire la qualité de votre vie », Dr Carl Simonton & Stephanie Matthews Simonton

« Libérer l'âme du ressentiment, c'est le premier pas vers la guérison », Éric Martel

Révélateur

« Émotionnellement, un cancer pourrait être révélateur d'un sentiment d'impuissance, de remords liés à une situation où on se sent fautif, mais aussi être dû à un traumatisme émotionnel, ou au fait que l'on ait conscience que notre vie doit changer radicalement dans un domaine en particulier, mais que l'on refuse de s'écouter », Natacha Calestrémé

« Sans ce cancer, je serai complètement passée à côté de ce qui dysfonctionnait dans ma vie. La maladie a été le révélateur de tout ce que je ne voyais pas, mais aussi de tout ce que je pouvais changer, pour cheminer vers la guérison », Adeline Pasteur

Rire

« Chaque épisode de rire aide à la circulation de la vie : la tension artérielle diminue, les artères du cœur facilitent le passage du sang et de l'oxygène, les deux branches du système veineux se rééquilibrent, et même les cellules immunitaires sont plus actives contre les virus ou contre le cancer », David Servan-Schreiber

« Le rire peut multiplier les cellules de défense des personnes sous chimiothérapie », Dr Kelly A. Turner

« Le rire diminue les taux d'hormone de stress et augmente les taux de cellules immunitaires et des anticorps qui combattent les infections, améliorant ainsi votre résistance à la maladie », site web helpguide.com

« Le rire, on l'a prouvé, est un moyen de renforcer les cellules anti cancer », Dr Christian Boukaram

« Rire désactive la réponse de stress et active la réponse de relaxation », Dr Julien Drouin

S comme... Sédentarité
La sédentarité, même chez les personnes physiquement actives, a des effets néfastes sur la santé, augmentant les risques de décès par cancer, notamment du côlon, de l'endomètre et du poumon. Il est donc crucial de limiter le temps passé assis pour réduire ces risques.

Sang

« Les cellules du sang sont les premières à être agressées par les chimiothérapies classiques qui empêchent la division cellulaire. Les premières cellules touchées seront dans l'ordre les globules blancs puis les plaquettes et en dernier les globules rouges », Dr Alain Dumas et Dr Éric Ménat

« La baisse importante des globules blancs (appelée leucopénie) et des plaquettes (thrombopénie) est très souvent rencontrée pendant les traitements contre le cancer. Elle est quasiment obligatoire dans les suites d'une chimiothérapie », Dr Luc Bodin

Santé

« Une bonne santé est en grande partie tributaire d'une libre circulation du sang et de l'énergie », Jean Pélissier

« Une alimentation riche en végétaux est la base de la santé », Guy Tenenbaum

« Pour être réellement en bonne santé, il faut réaliser l'harmonie sur tous les plans et, par conséquent, accepter pleinement nos émotions naturelles », Marie Desjardin

Sédentarité

« La sédentarité a un impact négatif sur les cancers mêmes chez les personnes actives physiquement », Université de Regensburg

« Il existe un lien fort entre le fait de ne pas bouger et la mort par cancer », Susan Gilchrist (Université du Texas)

« La sédentarité augmente les probabilités de souffrir de maladies non transmissibles, comme les pathologies cardio-vasculaires, le cancer ou le diabète », Dr Antoine Piau

« Un comportement sédentaire [est] associé à un risque supérieur de 24 % de cancer du côlon, de 32 % de l'endomètre et de 21% du poumon : il ne suffit pas d'être simplement actif, il est également important de s'asseoir moins", Graham Colditz

Sein

« Cancer du sein (adénocarcinome) : concerne des situations vécues dramatiquement soit avec un enfant, notre partenaire ou dans notre noyau familial », Claudia Rainville

« Le dépistage précoce n'est avantageux que pour 0,1 % des femmes, alors que le risque de surdiagnostic est de 31 % », Dr Jason Fung

« Certains cancers du sein pourraient être fabriqués par le subconscient pour se protéger de la peur de perdre un enfant (ou ce qui tient lieu d'enfant symboliquement pour la personne) », Dr Thérèse Quillé

« Les règles précoces, avant l'âge de 12 ans, sont un facteur qui fait presque doubler le risque de cancer du sein », Dr Anne MacGregor

« Le risque de récidive d'un cancer du sein est multiplié par deux si la femme est carencée en vitamine D », Dr Alain Dumas et Dr Éric Ménat

« Une étude ayant suivi pendant six ans des femmes atteintes d'un cancer du sein a montré que celles qui consommaient le plus d'aliments riches en carotène avaient une durée de vie plus longue que celles qui en consommaient moins », David Servan-Schreiber

« La consommation de raisin permet de réduire de 30 % la croissance des cellules cancéreuses du sein et celle d'oignons, de 50 %. En revanche, l'association de raisin et des oignons permet de diminuer cette croissance de 70 % », Rémi Moha

Sel

« Le sel représente un important facteur de risque du cancer de l'estomac », Dr Richard Béliveau

« Le sel joue un rôle dangereux dans le processus cellulaire menant au cancer », Charlotte Gerson

« Le sel provoque chaque année dans le monde 1,6 millions de morts », Dr Frédéric Saldmann

« La cellule cancéreuse est avide de sodium », Georges Pinque

Sélénium

« Le sélénium a de puissantes propriétés anticancer », Pr Edgar Drake

« Le sélénium a aussi une protection contre les cancers et les problèmes de thyroïde », Rémi Moha

« Le sélénium est un oligoélément pour lequel il a été prouvé un effet protecteur contre le cancer », Richard Passwater

« Le sélénium contribue au bon fonctionnement du système immunitaire et aurait une action anti cancer, notamment le cancer de la prostate. On le trouve surtout dans les noix du Brésil (une seule noix contient l'apport quotidien recommandé) », Guy Tenenbaum

« Le sélénium se trouve dans la levure de bière, les céréales, le blé, l'avoine, les poivrons rouges, l'ail et l'oignon », Dr Luc Bodin

« Le sélénium stimule l'activité des cellules immunitaires, et particulièrement des cellules NK (jusqu'à plus de 80 % d'augmentation d'activité selon une étude) », David Servan-Schreiber

Sens

« Toutes les maladies ont un sens. Elles visent à nous indiquer quelque chose. Malheureusement, nous ne les écoutons pas assez. Soyons donc attentifs à notre corps ! », Siranus Sven Von Staden

« Trois outils [pour] comprendre ce qui se passe dans notre corps : l'endroit où la maladie est apparue dans notre corps, le contexte de notre existence dans lequel elle est apparue, la comparaison entre les deux. C'est en reliant les choses entre elles qu'elles nous ouvrent leur sens caché », Dr Philippe Dransart

« Le cancer nous demande de faire une introspection en nous », Dr Anne-Marie Giraud

« Même si vous n'avez pas l'âme guerrière, construisez-vous votre blason. Il vous rappellera ce à quoi vous tenez vraiment, les êtres et les valeurs qui vous sont les plus chers et donnent du sens à votre vie », Pr Michel Le Joyeux

« On cherche trop souvent la question du sens à l'extérieur de soi, comme si elle pouvait nous être livrée toute prête. Or le sens est en nous. Mais il s'élabore et se construit en grande partie à travers les épreuves », Marie de Hennezelle

« Le sens de la vie : le but de tout est d'évoluer », Bernard Werber

Sentiment

« LeShan a observé un désespoir chronique préalable à l'apparition d'un cancer chez 68 personnes sur 71 », Sylvie Simon

« Les patients atteints de cancer ont tendance à être en proie au sentiment de désespoir, d'absence d'espoir, et d'impuissance même avant l'apparition de leur cancer », Dr Carl Simonton & Stephanie Matthews Simonton

« La sensation d'impuissance, le désespoir et l'impression que tout est dénué de sens, engendre un stress chronique, empêchant de guérir du cancer et d'autres maladies, mais ne sont pas à l'origine de ces maladies », Michel Dogna

Signal d'alarme

« Le cancer, comme presque toutes les maladies, est le signe que quelque chose va mal dans la vie du patient, et qu'il ferait mieux de changer de voie », Elida Evans

« Lorsque nous souffrons d'un quelconque trouble physique, il s'agit inévitablement d'une sonnette d'alarme nous invitant à faire le point sur nos sentiments, nos émotions, nos pensées et nos attitudes afin de voir comment rétablir en nous un terrain d'harmonie naturelle et d'équilibre », Shakti Gawain

« La formation de tumeurs cancéreuses ne serait pas un phénomène aberrant, incompréhensible et gratuit, mais une réaction à un état d'alarme », Dr Catherine Kousmine

Silicium

« Le silicium organique est un merveilleux produit sans nocivité particulière qui a deux actions : il agit sur la cellule et sur le terrain d'une personne cancéreuse », Dr Luc Bodin

« Je suis capable, moi le Silicium, de vous éviter une trop grande intoxication aluminique. C'est pourquoi on dit que je suis capable de 'chélater' des métaux lourds dangereux pour votre santé, en plus de l'Aluminium, du Plomb, du Cadmium et de l'Arsenic très présent dans vos cigarettes », Pr Henri Joyeux

Soja

« Les femmes qui consomment du soja avant la ménopause ont plutôt un risque diminué de cancer du sein. En revanche, après la ménopause, les études ne permettent pas de trancher », Dr Alain Dumas et Dr Éric Ménat

« Miso : sa consommation quotidienne préviendrait les cancers du sein. Elle soutient le système immunitaire après l'exposition aux rayons des radiothérapies, en réduisant les dommages de rayonnement », Élise Boghossian

« Le soja [est] une légumineuse anti-cancéreuse », Dr Richard Béliveau

« Le soja diminue le risque de cancer de l'endomètre, mais aussi du poumon », Pr Henri Joyeux

« Le soja réduit le risque de cancer du sein de 32% », Dr Jean-Loup Mouysset

« Les isoflavones du soja bloquent la stimulation des cellules cancéreuses par les hormones sexuelles (comme les œstrogènes et la testostérone). Elles agissent aussi en bloquant l'angiogenèse. Les femmes asiatiques qui consomment du soja (depuis l'adolescence) ont beaucoup moins de cancer du sein », David Servan-Schreiber

Soleil

« L'exposition chronique au soleil est associée à un moindre risque de développer un mélanome, la forme la plus agressive de cancer de la peau. Ce sont surtout les coups de soleil et les expositions intermittentes et intenses qui augmentent le risque de mélanome », Maurice Nicole

« Le soleil peut être une source de bonne santé ; comme il peut aussi être un tueur. La différence se trouve dans la durée d'exposition que nous choisissons», Charlotte Gerson

« Moins de 1 % des gens meurent du cancer de la peau, alors qu'un grand pourcentage décède de cancers associés au manque de soleil, lequel nous est absolument nécessaire par son apport de rayons ultraviolets-B produisant la vitamine D et servant à l'absorption du calcium », Lise Bourbeau

Solitude

« Cancer : si le facteur émotionnel a joué un rôle, c'est surtout en lien avec des peurs existentielles vécues dans le silence et la solitude », Dr Alain Dumas et Dr Éric Ménat

« Si on supprime au patient l'occasion de parler de ce qui le trouble le plus - la peur, la douleur, la mort - il se sentira isolé. Lorsque ce qui est le plus important est précisément ce dont vous ne pouvez pas parler, alors vous êtes en effet très seul », Dr Carl Simonton & Stephanie Matthews Simonton

« La pire solitude pour un mourant est de ne pouvoir annoncer à ses proches qu'il va mourir. Sentant venir sa mort, celui qui ne peut en parler, ni partager avec les siens ce que la proximité de ce départ lui inspire, celui-là n'a souvent pas d'autres issues que la confusion mentale, le délire, ou même la douleur qui permet au moins de parler de quelque chose », Marie de Hennezelle

Sommeil

« Le sommeil protège contre le cancer », Pr Michel Crépin

« La période avant minuit est particulièrement de grande valeur pour la restauration du corps, et la période de reconstitution ne doit pas être raccourcie », Charlotte Gerson

« Le travail de nuit est aujourd'hui classé comme ´probablement cancérigène´ par le centre international de recherche sur le cancer (CIRC) », Pr David Khayat

Sonothérapie

« Il a été observé, au microscope, la destruction sélective de cellules cancéreuses dues à l'émission de sons à la fréquence du la dièse », Jean-Michel Weiss et Maurice Chavelli

« La sonothérapie invite à modifier la capacité de sa conscience et son vécu spirituel et émotionnel des événements, de la maladie… Les séances permettent de changer sa manière de penser, de se percevoir dans le monde et d'agir », Diane Mandle

« Les ondes [de musique] vont se propager dans tout le corps, déclenchant comme un massage en profondeur, d'où un état de détente immédiat », Katherine Hollier

Sophrologie

« Nous conseillons souvent aux patients de tester la sophrologie, la méditation, la relaxation, le yoga et toutes les approches permettant de relâcher les tensions nerveuses », Dr Alain Dumas et Dr Éric Ménat

« Sophrologie [:] pratique reconnue par le dernier plan cancer du ministre de la Santé comme un soin oncologique de support », Adeline Demesy

Souci

« On doit avoir conscience que parler de maladie ou évoquer des soucis, aussi bien qu'y penser, les relie à notre conscient car ils sont alors attirés spirituellement. Celui qui, par la confiance et la foi, s'est détourné des soucis et du malheur pour connaître la guérison, se réinstalle par chaque mot négatif dans les chaînes qu'il a secoué auparavant par la pensée, et la maladie ne peut alors se retirer », Dr Érich Rauch

« Les personnes qui s'obstinent dans la mauvaise habitude de parler de maladie ou de gémir auprès de tout le monde, se font obstacle à elles-mêmes », Dr Matthias Kamp

Souffrance

« Nous ne souffrons pas de la réalité mais de la manière dont nous la percevons », Dr Philippe Dransart

« La souffrance est souvent le reflet d'une situation insupportable, le signal d'alarme que l'être dépasse ses propres limites, ses propres capacités et se coule dans un système duquel il ne parvient plus à s'évader pour se ressourcer », Pierre Hammond

Soutien

« Donner du soutien aux patients sans essayer de faire du sauvetage », Dr Carl Simonton & Stephanie Matthews Simonton

« Le soutien des autres est encore plus vital quand on est malade », Dr Kelly A. Turner

« Les femmes atteintes d'un cancer du sein qui peuvent citer le nom de 10 amis ont quatre fois plus de chances que les autres de survivre à la maladie », David Servan-Schreiber

Statistique

« Chaque jour, des patients font mentir les statistiques. Les statistiques ne sont que des statistiques. Elles rendent compte d'une réalité générale. Voilà pourquoi je préfère me concentrer sur la vie. Tant qu'elle est là, l'espoir est permis », Dr Alain Toledano

« Évitez dans la mesure du possible les statistiques et les pronostics. Ne vous laissez pas influencer ni programmer par un pronostic, vous n'êtes pas un chiffre de plus dans une colonne statistique », Dr Luc Bodin

Stratégie de survie

« Les femmes qui apprennent à faire appel à leurs amies auraient deux fois plus de chance de survivre à leur cancer du sein que celles qui s'isolent et prennent tout sur elles-mêmes », David Servan-Schreiber

« L'amour est la plus puissante forme d'énergie thérapeutique et le premier catalyseur du retour à la santé », Dr Laskow

Stress

« Le stress joue un rôle majeur dans la genèse et la progression du cancer », Pr David Khayat

« Le cancer se développe plus vite et de manière plus agressive chez les patients qui contrôlent mal le stress de l'existence », David Servan-Schreiber

« Le rôle du stress dans le cancer est important, que ce soit dans la genèse du processus tumoral ou dans le pronostic de la maladie », Dr Anne-Marie Giraud

« Pour améliorer son bien-être et lutter contre les maladies chroniques comme les cancers, il est nécessaire de réduire et maîtriser ses stress », Pr Michel Crépin

« Le stress émotionnel a plus de valeur pour prédire le risque de décès par cancer […] que le tabagisme chronique », Dr Julien Drouin

« Une fois le cancer déclaré et détecté, c'est sur la gestion du stress et la compréhension de la situation et de sa prise en charge que le malade peut agir efficacement », Anne Ancelin-Schützenberger

Stress chronique

« Le stress psychologique, notamment chronique, va favoriser la cancérogenèse », Dr Jean-Loup Mouysset

« Le stress chronique déclenche l'hyperactivation de la voie sympathique stimulant le développement, la croissance et l'invasion du cancer du poumon non à petites cellules », Dr Hildegard Schuller

« Le stress chronique supprime le système immunitaire responsable de la phagocytose et de la destruction des cellules ou des micro-organismes étrangers », Dr Carl Simonton & Stephanie Matthews Simonton

Sucre

« L'excès des mauvais sucres, issus des saccharoses et des amidons cuits, est préjudiciable aux cellules saines, et favorise les cellules cancéreuses qui se nourrissent de ces 'mauvais sucres' », Pierre-Valentin Marchesseau

« Le sucre alimente les cellules cancéreuses », Sylvie Beljanski

« Les cellules anormales adorent le sucre à index glycémique élevé. C'est l'un de leurs points faibles », Dr Yann Rougier

« Une étude portant sur plus de 430 000 personnes a révélé que la consommation de sucre ajouté était positivement associée à un risque accru de cancer de l'œsophage et de l'intestin grêle », Fred Evrard

Surcharge (de toxines)

« La résistivité sanguine baisse chez les malades cancéreux, ce qui indique une surcharge de minéraux, de toxines. Il faut détoxifier l'organisme », Dr Anne Marie Giraud

« La cause première des maladies [est] le terrain surchargé de déchets qui permet aux microbes de s'installer », Christopher Vasey

« La santé est liée à la pureté des liquides et des tissus qu'ils baignent. La thérapeutique naturopathique se résumera donc à éliminer les surcharges qui gênent le fonctionnement des organes, et quelle que soit leur place », P-V Marchesseau

Surpoids

« Le surpoids représente un facteur important de risque de cancer », Dr Richard Béliveau

« Les individus en surpoids développent plus de cancers du côlon », Désiré Mérien

« Le surpoids, en particulier abdominal, est un facteur de risque important pour les cancers », Pr Michel Crépin

« Le surpoids et l'obésité entraînent une augmentation du risque de cancer de l'œsophage, de l'endomètre, du rein, du côlon/ rectum, du pancréas, du sein (après la ménopause), de la vésicule biliaire », Dr Dominique Georget-Tessier

Survivant du cancer

« D'après les survivants et les guérisseurs, le désir de vivre doit venir du plus profond de l'être et doit être inconditionnel. Il faut avoir une volonté inébranlable de continuer à vivre », Dr Kelly A. Turner

« Héros : ils croyaient tous que changer leur climat émotionnel était une partie nécessaire pour devenir sans cancer ou s'épanouir », Leigh Fortson

« Ma méthode : détox du foie; stimuler le système immunitaire ; réduire l'inflammation ; élimination/nettoyage ; affamer la tumeur ; nourrir le corps ; la gestion du stress », Fred Evrard

Symbolisme

« Le corps parle au travers de ses symptômes, les ´mots´ se transforment en 'maux' ; la ´maladie´ devient 'mal à dit' », Sandrine Muller-Bohard

« La teneur du conflit, son ressenti correspond en général à la symbolique du corps, c'est la ´symbolique biologique du conflit' », Dr Luc Bodin

Symptôme

« Un traitement pur et simple des symptômes à lui seul ne mène jamais à la guérison, car être en bonne santé signifie être sain globalement. Si la cause réelle de la maladie persiste toujours, cela provoque un déplacement des symptômes », Dr Beate Imhof

« Une grande variété de symptômes peut se manifester comme signe extérieur visible d'un processus de nettoyage intérieur », Dr Matthias Kamp

« La douleur est un symptôme. Elle indique un symptôme sur le plan psychique », Siranus Sven Von Staden

Synergie alimentaire

« Associer deux aliments spécifiques [aux propriétés anti-cancer] ensemble aura beaucoup plus d'effets bénéfiques sur votre santé qu'un seul de ces aliments consommé seul », Rémi Moha

« Lorsque l'on associe des fibres avec des oméga-3, il y a une vraie synergie que l'on ne constate pas avec un seul de ces aliments isolés. Ensemble, ils invoquent de nouveaux mécanismes impliqués dans la protection du cancer du côlon », Pr Robert S. Chapon

Synergie des méthodes

« Les traitements utilisés contre le cancer ont chacun leurs limites, et il serait probablement judicieux d'associer différentes thérapeutiques pour mieux guérir de cette maladie : le cancer », Dr Anne Marie Giraud

« Les plus-values de la naturopathie en situation de chimiothérapie sont claires, et la complémentarité paraît possible sans que les infléchissements de la démarche, nécessitée par la poursuite du traitement médical, la vident de sa substance et de son esprit », Isabelle Pion

Système circulatoire

« La stagnation, le ralentissement de la circulation sanguine et énergétique, est l'un des facteurs principaux dans l'apparition de tumeurs », Jean Pélissier

« Les cellules cancéreuses activent de nouveaux vaisseaux sanguins pour s'alimenter », Dr Deepak Chopra

« Le système lymphatique fait partie du système immunitaire et joue un rôle important dans les défenses corporelles tant contre l'infection que contre le cancer », Claudia Rainville

Système digestif

« L'appareil digestif est très empoisonné chez les personnes souffrant de cancer », Michel Dogna

« 90 % des cas de cancer gastro intestinal sont directement liés à la nutrition », Dr Deepak Chopra

« La mauvaise alimentation trop carnée (viandes rouges et charcuterie), trop lactée (bovins), et trop sucrée (barres chocolatées, Nutella, coupe-faim, soda, Coca, …), insuffisamment végétale, associée au tabagisme, est à l'origine de cancers tout au long du tube digestif », Pr Henri Joyeux

« Le lien est avéré entre cet excès de consommation de viande et l'augmentation du cancer colorectal », André Cicolella

« Une alimentation trop riche en produit carnés ou des apports fréquents d'aliments fumés favorise les cancers digestifs », Dr Thérèse Quillé

« L'inflammation chronique comme la maladie de Crohn ou la colite ulcéreuse est un facteur de risque du cancer colo-rectal », Dr Laurent Schwartz

« De nombreux cas de cancers coliques ont été signalés là où l'alimentation sophistiquée ne comportait pas assez d'éléments fibreux », Raymond Dextreit

« Le stress, vécu comme modéré, (par exemple se faire hurler dessus par ses parents) connaît l'association statistique la plus forte avec le développement du cancer du rectum », Dr Julien Drouin

« Cancer de la gorge ou du larynx : se gargariser avec du jus de raisin dilué. Cancer du rectum : le traiter, en plus du ´raisin aliment', avec des lavements de jus de raisin dilué », Johanna Brandt

Système immunitaire

« Nous avons, tous, des débuts de cancer, mais, la plupart du temps, notre système immunitaire (en particulier les cellules T) fait le ménage et les détruit », Pr Didier Raoult

« Le corps humain est censé être en mesure de se débarrasser des cellules cancéreuses qui l'encombrent. Le seul moyen d'y parvenir est de laisser faire le système immunitaire », Drs Idir & Salim Laïbi

« La cellule cancéreuse secrète un mucus pour se protéger des lymphocytes tueurs : bêta-carotène, lycopène, certaines enzymes (bromelase carzodelan), orotate de lithium tendent à le détruire. Éviter lait et dérivés », Georges Pinque

« L'organisme, dans une sorte de prémonition du danger que représentera toujours le cancer pour l'humanité, a développé une force spéciale immunitaire uniquement dévolue à la chasse aux cellules cancéreuses », Pr David Khayat

« Soutenir le système immunitaire en cas de cancer s'impose assez rapidement », Isabelle Pion

« Le rôle de défense du système immunitaire n'est pas seulement vis-à-vis des infections du quotidien. Ce super-fighter combat aussi un ennemi coriace : le cancer. Une lutte acharnée, en toute discrétion », Dr Antoine Piau

Système immunitaire – Visualisation positive

« Visualisez les globules blancs de votre propre corps qui pénètrent dans la région où se trouve le cancer, qui reconnaissent les cellules anormales et qui les détruisent. Il y a une grande armée de globules blancs. Ils sont très forts et très agressifs. Ils sont aussi très intelligents. Les cellules cancéreuses ne sont pas de taille à s'y opposer. Les globules blancs vont gagner la bataille », Dr Carl Simonton & Stephanie Matthews Simonton

Système reproducteur

« Au milieu des années 1970, les médecins ont remarqué une augmentation de l'incidence du cancer de l'endomètre (muqueuse utérine) chez les femmes qui prenaient des œstrogènes », Dr Anne MacGregor

« Il est désormais classique de conseiller d'éviter l'association 'pilule + tabac' qui augmente les risques de cancer du col de l'utérus chez les jeunes femmes », Pr Henri Joyeux

« Le cancer du corps de l'utérus résulte dans la plupart des cas de fortes émotions vécues dans son foyer (avec son conjoint, l'un de ses enfants ou petits-enfants) », Claudia Rainville

« Si 30 à 40% des hommes de plus de 50 ans sont en réalité porteurs d'un cancer de la prostate, seuls 8% vont voir leur cancer se révéler et moins de 5% sont susceptibles d'en décéder », Dr Sauveur Boukris

« La consommation de lait est un facteur de risque pour le cancer de la prostate », Qin L-Q

> ## T & U comme... Transgénérationnel
>
> Les cancers et autres maladies peuvent se transmettre de génération en génération, non seulement par des habitudes de vie similaires mais aussi par des schémas émotionnels et psychiques non résolus. Ces répétitions familiales suggèrent que des événements traumatisants ou des croyances héritées peuvent influencer la santé des descendants.
>
> Pour interrompre ces cycles, il est crucial de reconnaître et de traiter ces éléments.

Tabac

« Le tabac est un puissant cancérigène », Dr Érick Gamelin

« Le tabagisme est un facteur de risque bien connu de tous les types de cancer du poumon », Dr Hildegard Schuller

« En France, on estime que le tabagisme est responsable de 83 % des cancers du poumon, 76 % des cancers du pharynx, 63 % des cancers de la bouche, 51 % des cancers de l'œsophage et 52 % des cancers de la vessie chez l'homme » Pr Michel Crépin

« Tabagisme passif : une bombe à retardement pour les cancers du poumon chez l'enfant et du sein chez la femme », Pr Henri Joyeux

Taux vibratoire

« En cas de cancer, on retrouve d'abord une baisse importante du niveau vibratoire de la personne, mais aussi un blocage énergétique au niveau de l'organe atteint », Dr Luc Bodin

« Les personnes malades ont généralement des pensées négatives, avec des fréquences vibratoires inférieures à 200. Avec des vibrations supérieures à 200, les gens ne tombent pas malades », Dr David Hawkins

« Lorsque nous sommes malades, malheureux ou qu'il ne nous arrive que des situations désagréables, ce n'est pas une question de malchance, de hasard ou une punition divine. Ce n'est que la résultante de la fréquence que nous syntonisons », Claudia Rainville

« On attrape un microbe seulement quand on a le même taux vibratoire que lui ; or, la peur abaisse nos vibrations au niveau de celles du microbe », Florence Scovel Shinn

« Certaines conditions physiologiques ou psychiques, dépendant par exemple d'un état de stress, abaissent les fréquences de vibrations, d'où une vulnérabilité à des facteurs pathologiques. L'induction du cancer se situe à ce niveau, de même que sa détection, donc sa prévention », Georges Pinque

Télomère

« Le traitement statistique des données a mis en évidence une association entre la brièveté des telomères et la survenue d'un cancer, indépendamment des facteurs de risques classiques », Dr John Serri

« La mortalité imputable au cancer a été associée à la longueur de telomeres », Henri Joyeux

« Ce qui est certain aujourd'hui, c'est que les télomères raccourcissent avec l'âge, l'inflammation et le stress », Dr Laurent Schwartz

Temps

« J'évite toujours soigneusement de répondre à la question 'combien de temps me reste-t-il ?'. Non parce que je la redoute, mais parce que je suis médecin, pas devin », Dr Alain Toledano

« Utilisons à bon escient le temps de notre incarnation terrestre car, nous le savons tous, le temps passe vite et le temps presse... », Alain Joseph Bellet

Temps pour soi

« On ne trouve pas le temps de prendre soin de soi-même ; au lieu de cela, les hommes courent des décennies entières après des buts sans valeur, sans même se demander dans leur cœur si leur action a un sens. L'armée de pensées auxquelles ils accordent audience, éveille un nombre correspondant de sentiments. Imperceptiblement leur liberté spirituelle se limite de plus en plus. Souvent, le corps doit mettre une fin à ce comportement autodestructeur, alors seulement la douleur et la maladie vont permettre à beaucoup de se retrouver eux-mêmes », Dr Matthias Kamp

« Celui qui n'a pas de temps pour lui, mes amis, n'est pas un homme de foi, il s'est vraiment séparé de Dieu. Il doit avoir assez de temps pour lui, pour son corps », Bruno Gröning

Terrain

« Le cancer est la maladie chronique par excellence : il faut soigner en profondeur le 'terrain' », David Servan-Schreiber

« Les graines de cancer sont partout, mais elles ne poussent pas sans un sol fertile », Dr Jason Fung

« On acquiert le terrain cancéreux ou on en hérite », Gilles Blanchard

« Malgré la gravité d'une maladie, un terrain propre ne cesse pas d'être la condition pour un fonctionnement normal du corps », Christopher Vasey

« Un terrain sain et résistant doit être […] non encrassé », Dr Anne Marie Giraud

« Parmi les mille et un procédés pour 'guérir' le cancer, les seuls valables reposent sur une réforme du terrain, qui normalise la physiologie cellulaire », Pierre-Valentin Marchesseau

Testicules

« Cancer du testicule : le cancer peut résulter d'une culpabilité qui nous conduit à nous détruire. Il peut être associé à une perte de goût de vivre ou un désir de culpabiliser la personne que l'on tient responsable de sa souffrance », Claudia Rainville

« Fumer du cannabis favoriserait le cancer du testicule », Pr Henri Joyeux

« Les hommes qui mangent de grandes quantités de fromage ont un risque plus élevé de cancer des testicules », Thierry Souccar

Thé

« Un polyphénol du thé inhibe la croissance tumorale et favorise le suicide (apoptose) des cellules cancéreuses », Dr Jean-Luc Amouretti

« La consommation de thé inhibe la prolifération des cellules cancéreuses en affaiblissement leur résistance, donc leurs chances de survie », Élise Boghossian

« Le thé vert inhibe la formation de carcinogènes réactifs en bloquant certaines réactions d'oxydation produisant un ADN anormal », Dr Jean-Pierre Willem

« Le thé associé au citron augmente également la protection de l'organisme face au cancer », Rémi Moha

Thyroïde

« Les problèmes à la glande thyroïde sont très souvent associés à une profonde tristesse qu'on n'a pas pu exprimer comme on l'aurait souhaité, que ce soit par la parole ou l'action », Claudia Rainville

« La plupart des maladies de la thyroïde semblent venir d'une parole rentrée. Le cancer de la thyroïde, c'est souvent l'histoire d'une parole qui n'est pas sortie », Dr Philippe Dransart

« Une thyroïde en bon état aide à rétablir la santé si on lui fournit de l'iode dont elle a besoin pour fabriquer sa très importante hormone, la thyroxine », Charlotte Gerson

Tomate

« La consommation régulière de sauce tomate par exemple réduit le risque de cancer de la prostate. C'est sous cette forme de sauce tomate (surtout associée à l'huile) que le lycopène est le mieux absorbé par l'organisme », Dr Alain Dumas et Dr Éric Ménat

« La consommation régulière de produits à base de tomate est associée à une réduction d'environ 25% du risque de cancer de la prostate », Dr Richard Béliveau

Toxine

« Pour devenir cancéreuse, la cellule doit être gênée dans son métabolisme, qui se pervertit : phénomène qui se produit lorsqu'un excès persistant de toxines a saturé le sang et la lymphe », Dr André Passebecq

« Tant que nos aliments sont adaptés à nos capacités digestives, combustibles et éliminatrices - ce sont les trois facteurs à prendre en considération - il n'y aura pas d'accumulation indésirable de toxines, accumulation génératrice de maladies », Christopher Vasey

Toxique

« La chimiothérapie et la radiothérapie sont deux techniques de traitement des tumeurs souvent nécessaires, mais très toxiques et difficilement supportées par de nombreux malades », Dr Philippe Lagarde

« L'élimination d'un certain nombre de toxiques utilisés dans le cadre de la chimiothérapie ne sera jamais complète ; certaines molécules sont encore présentes dans l'organisme plus de 20 ans après leur administration, et il s'agit là de fait d'une limite importante au rétablissement optimal du terrain », Isabelle Pion

Traitements conventionnels du cancer

« Les quatre principaux types de traitements principaux sont : la chirurgie, la radiothérapie, la chimiothérapie (avec maintenant les anticorps monoclonaux), l'hormonothérapie », Dr Luc Bodin

« L'oncologie orthodoxe se concentre sur l'ablation de la tumeur par trois moyens - chirurgie, radiation et chimiothérapie », Charlotte Gerson

« Un traitement médical peut être un allié important, 'un ami dans le besoin', qui aide les défenses naturelles du corps », Dr Carl Simonton & Stephanie Matthews Simonton

Traitements conventionnels – effets indésirables

« Le problème des traitements classiques, en particulier de la radiothérapie et de la chimiothérapie, c'est leur forte toxicité et leur manque de sélectivité. Ces traitements endommagent lourdement et sans discrimination aussi bien les cellules saines que les cellules cancéreuses », Maurice Nicole

« J'ai compris que si j'abordais ce traitement à contrecœur, ses effets secondaires n'en seraient que plus violents », Adeline Pasteur

« Certaines huiles essentielles sont en mesure d'utiliser les faiblesses des cellules cancéreuses et de renforcer le terrain du patient, de calmer les effets secondaires des traitements lourds tels qu'œdèmes, fatigue, perte de goût, d'olfaction, constipation », Dr Anne Marie Giraud

Traitements conventionnels – limitation effets indésir.

« Si vous allez en séance de chimiothérapie ou de radiothérapie à contrecœur, vous risquez d'augmenter tous les effets secondaires », Jean Pélissier

« Les huiles essentielles peuvent être administrées en même temps que les traitements classiques pour en augmenter l'efficacité et en réduire la nocivité », Maurice Nicole

« Un exercice très spécifique de visualisation dirigée, que l'on doit pratiquer pendant les séances de radiothérapie ou de chimiothérapie, permet de mieux supporter le stress généré par ces traitements, et parfois d'en limiter les effets secondaires négatifs », Dr Yann Rougier

« L'HG [(Harmonisation Globale)] peut être utilisée pour traiter les effets secondaires du ou des traitements prescrits contre le cancer », Dr Thérèse Quillé

« [Des] études montrent tout le bénéfice du curcuma dans la prévention de la résistance des cellules aux chimiothérapies et aux radiations », Pr Michel Crépin

Traitements conventionnels – visualisation positive

« Fermez les yeux et visualisez ce qui se passe dans votre corps : imaginez que le produit qui coule dans vos veines ou que les radiations que vous recevez vont détruire petit à petit toutes les cellules cancéreuses qui vous rendent malade ; voyez votre corps se nettoyer, imaginez qu'à chaque expiration, c'est un peu de la maladie qui s'en va dans l'air que vous rejetez », Jean Pélissier

Traitements non conventionnels du cancer

« Alliées aux traitements conventionnels, certaines thérapies complémentaires ont des impacts significatifs sur la qualité de vie des patients, elles peuvent devenir un véritable outil thérapeutique au service du patient sur lequel il peut s'appuyer », Min-Jung Kym et Dr Alain Toledano

« La chimiothérapie anticancéreuse constituera de fait 'la donnée fixe', le noyau dur avec lequel l'accompagnement naturopathique doit composer, sans perdre pour autant son âme et ce qui fait sa force », Isabelle Pion

« Le traitement métabolique semble majorer l'efficacité du traitement conventionnel », Dr Laurent Schwartz

« Il existe d'autres solutions que le menu trilogique asséné par les serviteurs de la médecine orthodoxe : ablation–chimio–radio », Michel Dogna

Trampoline

« Un petit trampoline pour de doux rebonds peut sembler un choix surprenant pour le contrôle de la douleur, pourtant il peut extrêmement bien servir ce but », Charlotte Gerson

« Après seulement deux minutes de saut sur un trampoline, le nombre de globules blancs triple et reste élevé jusqu'à une heure, ce qui renforce le système immunitaire et les défenses naturelles de l'organisme », Fred Evrard

Transformation

« L'équation cancer égale mort est fausse. Le cancer nous invite à une transformation. Mais il faut aussi savoir que cette transformation se traduit dans la conscience, et que le corps, mis à rude épreuve, ne parvient pas toujours à suivre », Dr Philippe Dransart

« Les cancers sont parfaitement réversibles dès lors que la cause leur ayant donné naissance est connue », Claudia Rainville

« Parfois des personnes atteintes de cancer, et qui en sont guéries, disent qu'elles se sentent beaucoup plus vivantes qu'avant le cancer et on les perçoit plus rayonnantes, plus aimantes comme si leur cancer, la peur de mourir, les avaient transformées », Dr Thérèse Quillé

Transgénérationnel

« Lorsque dans une génération un cancer se déclare, si les 'habitudes de vie' ne sont pas modifiées, à la suivante, le cancer va se déclarer à nouveau, et ainsi de suite, de génération en génération, tant que le problème n'est pas résolu », Myriam Brousse

« J'ai découvert, à mon grand étonnement, des répétitions familiales dans la lignée de [gens gravement malades, en phase terminale de cancer]. Tout se passe comme si quelque chose qui ne peut être oublié se transmettait au fil des générations, comme si on ne pouvait pas oublier un événement de vie - comme si on ne pouvait ni l'oublier ni en parler, - mais le transmettre, sans le dire », Anne Ancelin –Schützenberger

« On parle de famille où les femmes ont un cancer, d'autres où les hommes ont un diabète. Or généralement, il suffit d'enlever cette croyance pour que le cycle s'arrête », Philippe Bobola

« Si les processus psychiques d'une génération ne se transmettaient pas à une autre, ne se continuaient pas dans une autre, chacune serait obligée de recommencer son apprentissage de la vie, ce qui exclurait tout progrès et tout développement », Freud

« L'impact émotionnel est si puissant qu'il pourrait s'exprimer de génération en génération », Natacha Calestrémé

Transit intestinal

« L'accélération du transit intestinal réduirait le risque du cancer du côlon en limitant le temps d'exposition de l'intestin aux cancérigènes apportés par l'alimentation », David Servan-Schreiber

« Transit intestinal : lorsqu'il est trop prolongé, il y a risque de réabsorption de déchets toxiques, voire cancérogènes », Raymond Dextreit

Transpiration

« Le blocage des voies de sortie sous l'aisselle avec un déodorant refoulera les toxines dans le système lymphatique aux alentours de la cage thoracique et des épaules et augmentera le risque de cancer du sein, même chez les hommes », Charlotte Gerson

« Transpirer est naturel et indispensable, notamment pour la régulation thermique et le drainage de l'organisme. Ne bloquez jamais vos processus de transpiration avec des 'anti transpirants' », Dr Yann Rougier

Traumatisme

« L'existence de traumatismes psychologiques est associée à une mortalité prématurée et à une augmentation du risque de cancer », Dr Julien Drouin

« Un événement traumatique, dépression durable, peut submerger nos cellules et déranger leur fonctionnement normal », Beata Bishop

« Le cancer commence précocement, avec une composante importante liée à un traumatisme de la petite enfance, un blocage respiratoire subséquent et le refoulement des émotions », Wilhelm Reich

Travail sur soi

« A côté des traitements conventionnels pour lutter contre le cancer ou se maintenir en bonne santé, il est important de se prendre en main, de se mettre en chemin et d'entamer un travail sur soi », Dr Anne-Marie Giraud

« Potentialiser votre santé passe par le biais d'une prise de conscience qui vous rapprochera de la nature et de votre nature profonde », Dr Thierry Schmitz

« Le cheminement du travail s'effectue peu à peu et il est impossible de 'sauter ' une des étapes : ces trois étapes sont voir, accepter, transformer », Myriam Brousse

« Certains patients, qui ont fait face au cancer, et ont travaillé à influencer le cours de leur maladie, développent une force psychologique plus grande que celle qu'ils avaient avant la maladie, - le sentiment d'être mieux que bien », Dr Carl Simonton & Stephanie Matthews Simonton

Tumeur

« La tumeur cancéreuse est la manifestation locale d'un état pathologique général que l'on n'est pas parvenu à déceler assez tôt pour éviter cet état second » Gilles Blanchard

« La seule espèce animale indépendante à être frappée de tumeurs bénignes et malignes est celle qui ne se nourrit pas spécifiquement», Pierre-Valentin Marchesseau

« Comme tout symptôme, les tumeurs sont les témoins d'un déséquilibre énergétique avec sa cascade de conséquences », Élise Boghossian

« Dans la mesure où la médecine traditionnelle continuera à s'attacher à l'élimination des tumeurs plutôt que la purification de l'organisme, de nombreuses vies humaines seront inutilement sacrifiées », Elisabeth Hobert

« Il arrive que les cellules cancéreuses ne soient pas éliminées, soit parce que le système immunitaire est trop faible, soit parce qu'elles sont particulièrement habiles à se dissimuler derrière des masques chimiques. Quand cette situation se prolonge, elles finissent par s'accumuler et former une tumeur », Dr Kelly A. Turner

« Les tumeurs bénignes sont réduites, absorbées, ´autolysées´, grâce au jeûne », Dr André Passebecq

« Les végétaux sont indispensables à la prévention du cancer parce qu'ils sont les seuls aliments capables de freiner la progression des tumeurs microscopiques qui se forment spontanément au cours de notre vie », Dr Richard Béliveau

« L'HE d'encens est antitumorale », Adeline Demesy

« Les tumeurs sont causées par la jalousie, la haine, l'incapacité à pardonner, la peur », Florence Scovel Shinn

Utérus

« Les papillomavirus sont nécessaires, mais pas suffisants pour créer un cancer du col de l'utérus », Dr Alain Dumas et Dr Éric Ménat

« Géranium Robert : on le préconise contre la stérilité et la cancer de l'utérus», Raymon Dextreit

« Le cancer du col utérin est très souvent en lien avec une profonde déception vécue avec un partenaire sexuel », Claudia Rainville

« Cancer de la matrice. Injections régulières d'eau tiède additionnée d'un tiers de jus de raisin », Johanna Brandt

V comme... Viande

L'OMS classe la viande comme probablement cancérogène pour l'homme. La consommation quotidienne de viande, en particulier de viande rouge et de charcuterie, est associée à un risque accru de divers cancers, notamment du côlon, de la prostate, de la gorge, et de l'estomac.

Les poissons carnivores, comme le thon, peuvent également accumuler des substances cancérigènes.

Vaccin

« Les vaccins, de même que les antibiotiques, ne font que diminuer la vitalité du terrain, ce qui diminue la résistance naturelle, et l'altération du terrain devient une source de cancérisation », Sylvie Simon

« La polyvaccination peut préparer le lit du cancer des os chez les enfants en pleine croissance, et particulièrement chez des enfants dans le système immunitaire n'est pas suffisamment fort ou développé pour se défendre contre les virus et les adjuvants comme le mercure, l'aluminium et le formaldéhyde, contenus dans le vaccin qu'on leur administre », Claudia Rainville

« La grosse question que seuls les homéopathes ont posé est celle des suites lointaines des vaccinations. Le désordre cellulaire engendré par les agressions microbiennes fait le lit du cancer et explique en partie le long et inexorable développement de ce fléau que nous constatons aujourd'hui », Dr Doux

« Inoculés puis s'installant à demeure au plus profond de leur être, ces germes de pourriture appelés 'vaccins' destinent les français, à échéance plus ou moins lointaine, à toutes les maladies de dégénérescence, dites de civilisation : thromboses, névroses, cancers de toutes natures, sans parler des enfants anormaux », Louis-Claude Vincent

« On trouve davantage de tumeurs cérébrales chez les vaccinés que chez les non vaccinés », Dr Robert S. Mendelsohn

« Les vaccins épuisent le système immunitaire et favorisent l'apparition du cancer et des maladies dégénératives », Dr Christian Tal Schaller

Végétarisme

« Les végétariens vivent plus longtemps et sont moins sujets aux maladies dégénératives telles que le cancer, l'arthrite et les maladies cardiaques », Gabriel Cousens

« La base du régime idéal pour les gens devrait être principalement végétale, avec un minimum de protéines animales », Charlotte Gerson

« Pour combattre efficacement le cancer, il convient de prendre conscience de la nécessité d'une alimentation végétarienne pour nettoyer et revitaliser l'organisme », Elisabeth Hobert

Végétaux

« Dans un état cancéreux ou soupçonné comme tel, les cures végétales contribuent à replacer l'organisme dans les meilleurs conditions possibles », Raymond Dextreit

« La consommation d'aliments d'origine végétale constitue une forme de chimiothérapie préventive par laquelle les milliers de composés phytochimiques contenus dans ces aliments créent un environnement inhospitalier pour les tumeurs microscopiques et parviennent à les maintenir dans un état latent et inoffensif », Dr Richard Béliveau

« Une consommation accrue de produits végétaux, dont les fruits et les légumes, représente un facteur clé dans la réduction du risque de cancer », Dr Jean-Pierre Willem

Vérité

« La cellule cancéreuse n'est pas un monstre, c'est une erreur. Une erreur ne peut pas résister indéfiniment à la vérité, votre vérité », Dr Philippe Dransart

« L'hypocrisie, quant à une possibilité de rechute ou de mort, crée une distance et un malaise dans votre relation », Dr Carl Simonton & Stephanie Matthews Simonton

« Le mensonge tue. Combien de suicides, de cancers, de crises cardiaques, de maladies se déclenchent sur des non-dits, des secrets de famille, des mensonges ? La vérité est une priorité », Virginie Talmont

Vessie

« Cancer de la vessie : ce cancer est très lié à l'environnement. Il est important de boire suffisamment d'eau pour 'laver' la vessie et éviter d'avoir des urines trop concentrées en molécules potentiellement irritantes ou mutagènes », Dr Alain Dumas et Dr Éric Ménat

« Le cancer de vessie est souvent lié à une difficulté à marquer notre territoire, une difficulté qui, semble-t-il, est plus fréquente chez certains hommes à l'âge de la retraite », Dr Philippe Dransart

« Le cancer de la vessie arrive plus fréquemment parmi les fumeurs que les non-fumeurs », Charlotte Gerson

Viande

« La consommation quotidienne de viande est associée à un risque accru [...] de mortalité par cancer », Ilios Kotsou et Caroline Lesire

« L'OMS a classé la viande comme probablement cancérogène pour l'homme », Rémi Moha

« Le risque de certains cancers de la gorge et de l'estomac est plus élevé chez ceux qui mangent beaucoup de viande rouge, ou des produits fabriqués à base de ces viandes. Les poissons carnivores (thon) qui se situent à la fin de la chaîne alimentaire peuvent aussi accumuler beaucoup de ces produits cancérigènes », Pr Michel Crépin

« Le taux de cancer du côlon progresse proportionnellement avec celui de la consommation de viande », Daniel Kieffer

« Les amateurs de viande rouge (charcuterie comprise) auraient deux fois plus de risque de développer un cancer de la prostate », Danièle Festy

« Une consommation quotidienne moyenne de plus de 100 grammes de viande rouge augmente le risque de cancer du côlon et du rectum de 29%, celle de 50 grammes de charcuterie par jour augmente le risque de 21% », ARC (Association pour la Recherche sur le Cancer)

Vibration

« Les vibrations de nos pensées exercent un contrôle sur notre corps physique », Dr Anne-Marie Giraud

« La santé dépend de la qualité [des] vibrations », Georges Pinque

« Chaque élément, organe et système de notre corps a un taux vibratoire qui résulte de nos pensées. Le taux vibratoire de notre corps est régi par la nature des vibrations de nos cellules cérébrales », Dr Anne-Marie Giraud

Victime

« Tant que nous nous sentons coupable ou victime, il nous est impossible de comprendre ce qui nous arrive. Nous croyons tenir notre explication, mais en réalité c'est elle qui nous tient ! », Dr Philippe Dransart

« Les familles de patients cancéreux tombent facilement dans le piège du jeu du sauveteur avec leurs êtres chers, - car le patient prend souvent le rôle de victime », Dr Carl Simonton & Stephanie Matthews Simonton

Vieillesse

« Le cancer est une maladie de la vieillesse », Dr Laurent Schwartz

« La pathologie cancéreuse se développe sur un terrain ´vieilli´, sans correspondance directe et systématique avec l'âge réel de la personne. Ce terrain est marqué par le stress, la tension nerveuse, des symptômes multiples », Isabelle Pion

« L'excès de sucre est à l'origine d'une formation de radicaux libres engendrant un vieillissement prématuré, mais aussi certains cancers », Christian Brun

Visualisation

« L'imagerie mentale - utilisée en parallèle avec un traitement médical standard - pourrait être une manière pour des cancéreux d'influencer leur propre système immunitaire pour qu'il devienne plus actif dans la lutte contre leur maladie », Dr Carl Simonton & Stephanie Matthews Simonton

« La visualisation est la clé de la maîtrise de l'énergie vitale », Sandrine Muller-Bohard

« Une fois que nous avons décelé la cause d'un malaise, d'un mal-être ou d'une maladie, nous pouvons utiliser des images intérieures pour agir sur le processus de guérison », Claudia Rainville

« Visualisez un futur proche, possible et agréable pendant 15 minutes chaque jour », Pr Michel Le Joyeux

« L'utilisation consciente de la visualisation créatrice hâtera et adoucira étonnamment le processus de guérison », Shakti Gawain

Vitalité

« Pour soutenir l'état général : baies de Goji, sélénium naturel, magnésium », Dr Philippe Dransart

« Plaisir et joie sont les sources de la vitalité », Saverio Tomasella

« Nous conseillons un traitement de terrain toujours associé [à la chimiothérapie], comprenant vitamines (A, E, C), des minéraux, des draineurs et protecteurs pour déjà aider les défenses immunitaires », Dr Philippe Lagarde

Vitamine

« Il est possible de faire régresser une tumeur par des mesures de sagesse alimentaire doublées d'une vitaminothérapie », Dr Catherine Kousmine

« En cancérologie, les gélules qui ne contiennent que des vitamines de synthèse ou des cofacteurs (zinc, sélénium, manganèse, vitamines E, bêta-carotène) n'ont que peu d'intérêt et pourraient même, en trop grande quantité, devenir néfastes. Seule la vitamine C naturelle peut être consommée sans risque, même à forte dose », Dr Alain Dumas et Dr Éric Ménat

« Ingérées à hautes doses, les vitamines provoquent des déséquilibres métaboliques, surmènent le foie et peuvent aboutir à des hépatites et des cancers du foie et des reins », Robert Masson

Vitamine A

« La vitamine A combat les cellules cancéreuses en inhibant leur production d'ADN. Elle ralentit la croissance des tumeurs dans les cancers établis et peut empêcher des cellules de leucémie de se diviser », Dr Jennifer Brett

« La vitamine A aide à prévenir le cancer. Sources alimentaires de la vitamine A: oseille, carottes, épinards, mangue, abricots, fenouil, cresson, potimarron... », Maurice Nicole

Vitamine B

« Vitamine B12 : cette vitamine activant la multiplication cellulaire est à proscrire systématiquement à forte dose malgré ses qualités remarquables antianémiques, anti toxiques et dopantes », Dr Philippe Lagarde

« Les fumeurs augmentent leur risque de développer un cancer du poumon, s'ils sont supplémentés avec de la vitamine B6 ou B12 », Agathe Mayer (Top Santé)

Vitamine C

« La vitamine C ne représente pas à elle seule un traitement alternatif au cancer mais elle est essentielle au rétablissement de l'organisme et au bien-être du patient », Drs Idir & Salim Laïbi

« Une personne qui a le cancer a tendance à être déficiente en vitamine C. En doses suffisamment élevées et répétitives, la vitamine C peut arriver à détruire les cellules cancéreuses sans endommager les cellules saines », Maurice Nicole

« Pour le cancéreux qui souffre généralement d'apathie et de manque de vitalité, la vitamine C assure une réelle revitalisation de l'organisme. Elle permet en outre de limiter le développement de la tumeur », Elisabeth Hobert

« Une carence prolongée en vitamine C double le risque de cancer », Daniel Kieffer

« La vitamine C désintoxique l'organisme du mammifère des poisons, des cancérigènes et des toxiques », Dr Irwig Stone

« La vitamine C est un puissant antioxydant qui protège les parois artérielles et participe à la protection contre le cancer », Dr Édouard Pélissier

Vitamine D

« La vitamine D est anti-cancéreuse parce qu'elle est capable de ramener une cellule précancéreuse dans le droit chemin », Thierry Souccar

« La vitamine D diminuerait le risque de différents cancers. On évalue qu'une exposition modérée au soleil sans crème solaire - assez pour stimuler la production de vitamine D, mais non assez pour endommager la peau - pourrait empêcher la mort par cancer de 30 000 personnes aux États-Unis chaque année », Maurice Nicole

Vitamine E

« La vitamine E est un agent anticancer efficace. Sources alimentaires de la vitamine E : amandes, graines de tournesols, noisettes... », Maurice Nicole

« Une étude montre que la supplémentation en vitamine E peut entraîner une hausse du risque de cancer chez les personnes qui présentent certaines variations génétiques », Dr Richard Béliveau

Vitamine K

« Vitamine K : stimulation de l'auto destruction des cellules cancéreuses, action de toxicité sélective envers les cellules cancéreuses, inhibition de la mitose (division cellulaire). Sources alimentaires de la vitamine K : miso, épinards, brocolis, asperges, algues », Maurice Nicole

« Une consommation élevée de vitamine K2 réduit le risque de cancer de 14 % et le risque de mortalité par cancer de 28 % », site LaNutrition.fr

Volonté de guérir

« La guérison dépend de notre attention. Notre volonté de guérir est-elle sincère ? Est-elle secondaire par rapport à d'autres préoccupations ? […] Trouvons-nous un intérêt dans le fait d'être malade ? », Natacha Calestrémé

« Plus la personne est convaincue qu'elle peut guérir, plus elle a de chance de s'en sortir », Anouk Lepage

« La différence entre le patient qui se rétablit et celui qui ne va pas bien est en partie une question d'attitude envers la maladie et le sentiment qu'il peut influencer lui-même quelque peu sa maladie », Dr Carl Simonton & Stephanie Matthews Simonton

Vomissement

« Les vomissements aigus interviennent dans les 24 heures suivant le début de la chimiothérapie, et sont directement liés à l'action des toxiques », Isabelle Pion

« Nausées et vomissements : le remède de base que nous utilisons toujours est le desmodium », Dr Alain Dumas et Dr Éric Ménat

« Nausées / vomissements, le réflexe : la menthe poivrée », Danièle Festy

Vulnérabilité

« L'épreuve confronte à une vulnérabilité extrême et en même temps, au creux de cette impuissance, on assiste au surgissement d'une force insoupçonnée », Marie de Hennezelle

« La vulnérabilité est la porte d'entrée vers la guérison et la pierre angulaire du bien-être. C'est l'indicateur le plus précis de mon humanité, de mon authenticité et de ma capacité à aimer et à être aimé », Sophie Sabbage

W, X, Y & Z comme... Warburg

L'effet Warburg - changement du métabolisme des cellules cancéreuses, qui respireraient en digérant le sucre sans plus avoir besoin d'oxygène - constitue une nouvelle cible thérapeutique prometteuse dans la lutte contre le cancer.

Warburg (effet Warburg)

« La principale cause du cancer est le remplacement de la respiration normale des cellules du corps par une respiration anaérobie (sans oxygène) des cellules », Otto Warburg

« Les cellules cancéreuses fermentent. Elles digèrent le sucre sans nécessité d'oxygène. C'est ainsi qu'elles produisent leur énergie. C'est l'effet Warburg », Dr Éléonore Djikeussi

Yoga

« La pratique du yoga et celle de la méditation exercent une influence directe sur la santé, en modifiant certains ARN spécifiques dans les cellules du sang comme dans le cerveau », Alexandra Henrion-Caude

« Une nouvelle étude montre que le yoga a des pouvoirs de guérison. Des poses comme le chien tête en bas peuvent abaisser le niveau d'inflammation chez les patients atteints de cancer », National Geographic

Zinc

« Le zinc est un excellent stimulant des défenses immunitaires », Guy Tenenbaum

« Gluconate de Zinc : agit dans le processus de division cellulaire, harmonise le système immunitaire, et protège les cellules contre le stress oxydatif », Michel Dogna

« La cellule cancéreuse est perturbée par la présence de zinc. Le zinc nécessite la présence de la vitamine B6 pour son absorption, par contre il gêne l'absorption de fer et du calcium », Dr Luc Bodin

Bibliographie

- Jade ALLEGRE, « Survivre en ville » - Autoédition, 2015
- Dr Jean-Luc AMOURETTI, « Cancer, comment la médecine chinoise peut vous aider » - Éditions Vuibert, 2021
- Dr Éric ANCELET, « En finir avec Pasteur » - Éditions Marco Pietteur, 2022
- Anne ANCELIN-SCHÜTZENBERGER :
  - « Le plaisir de vivre » - Éditions Payot, 2009
  - « Aïe mes aïeux » - Éditions Le Grand Livre du Mois, 1993
- Dr Jean-Lionel BAGOT, « Cancer et homéopathie » - Éditions Unimédica, 2017
- Georges BARBARIN, « La fontaine de jouvence » – Éditions Aubanel, 1962
- Gersende BARGINE et Philippe GOURDIN, « L'après cancer, tout un programme - Éditions In Press, 2021
- Agnès BARONCINI, « Mon cancer, entre combats et découvertes » - Éditions BLF, 2019
- Evelyne BAUBEAU, « Des incroyable vertus des jus de légumes » - Éditions Jouvence, 2011
- Dr Richard BELIVEAU, « La méthode anti-cancer » - Éditions Flammarion, 2014
- Sylvie BELJANSKI, « Gagner la lutte contre le cancer » - Éditions Le Souffle d'Or, 2019
- Alain Joseph BELLET, « Écoutez ce que les défunts nous disent » - Éditions Presses du Châtelet, 2019
- Dr BESANÇON, « Ma médecine » - Éditions La Clé d'Or, 1948
- Dr Elizabeth BLACKBURN et Dr Elissa PEEL, « L'effet télomère » - Éditions Guy Trédaniel, 2017
- Gilles BLANCHARD, « Immunités naturelles » - Éditions Les Nouvelles Perspectives, 1937
- Bruno BLUM, « De Viandard à Végane » - Éditions MaMa, 2016
- Dr Luc BODIN :
  - « Manuel de soins énergétiques » - Éditions Guy Trédaniel, 2013
  - « Mieux vivre la thérapie du cancer » - Éditions du Dauphin, 2014
- Élise BOGHOSSIAN, « Cancer: les vertus de la médecine chinoise. prévenir et venir soulager » - Éditions Robert Laffont, 2022
- Dr Christian BOUKARAM, « Le pouvoir anti cancer des émotions » - Les éditions de l'homme, 2011
- DR SAUVEUR BOUKRIS, « La fabrique de malades » - Éditions Cherche Midi, 2013
- Lise BOURBEAU :
  - « La guérison des cinq blessures » - Éditions E.T.C. Inc., 2015
  - « La puissance de l'acceptation » - Éditions E.T.C Inc., 2007
  - « Le cancer, un livre qui donne de l'espoir » - Éditions E.T.C. Inc., 2013
  - « Les 5 blessures qui empêchent d'être soi-même » - Éditions Pocket, 2000
  - « Les peurs et les croyances » - Éditions E.T.C. Inc., 1993
  - « Ton corps dit: ′aime-toi' » - Éditions E.T.C. Inc., 1997
- Gregg BRADEN, « La divine matrice » - Éditions J'ai Lu, 2007
- Johanna BRANDT, « La cure de raisin (pour combattre le cancer et de nombreuses maladies) » - Éditions Dunant, 1981
- Martin BROFMAN :

- « Tout peut être guéri » - Éditions Dangles, 2015
- « Voir de mieux en mieux » - Éditions Vivez Soleil, 2000
- **Myriam BROUSSE**, « Les mémoires du corps » - Éditions du Rocher, 2021
- **Christian BRUN :**
  - « Alimentation et santé psychique » - Éditions Guy Trédaniel, 2013
  - « Prévenir et guérir les troubles cardiovasculaires avec la naturopathie » - Éditions Guy Trédaniel, 2013
- **Natacha CALESTREME :**
  - « La clé de votre énergie » - Éditions Albin-Michel 2020
  - « Trouver ma place » - Éditions Albin Michel 2021
- **Pr Colin CAMPBELL et Dr Thomas CAMPBELL**, « L'enquête Campbell » - Éditions J'ai Lu, 2014
- **Odile CHABRILLAC**, « Âme de sorcières » - Éditions Solar, 2017
- **Dr Laurent CHEVALLIER**, « Le livre antitoxique » – Éditions Le livre de Poche, 2013
- **Dr Laurent CHEVALLIER et Claude AUBERT**, « Guide antitoxique de la grossesse » - Éditions Marabout, 2016
- **Dr Deepak CHOPRA :**
  - « Dormir enfin sereinement » - Éditions Presses du Châtelet, 1994
  - « Un corps sans âge un esprit immortel » - Éditions Inter Éditions, 1993
  - « Le livre des secrets » - Éditions J'ai Lu, 2014
  - « Vivre la santé » - Éditions Stanké, 1988
- **André CICOLELLA**, « Toxique planète » - Éditions du Seuil, 2013
- **Gabriel COUSENS**, « Se nourrir au XXIe siècle » - Éditions Lanore, 2008
- **Pr Michel CREPIN**, « Le petit livre anticancer » - Éditions First, 2014
- **Michel CYMES**, « Vivez mieux et plus longtemps » - Éditions Stock, 2016
- **Maxime DAHAN**, « Namaste cancer, le pouvoir de l'optimisme » - Éditions New Life, 2022
- **École DARGERE UNIVERS**, Livrets des cours de naturopathie
- **Patricia DARRE**, « N'ayez pas peur de la vie » - Éditions Michel Lafon, 2016
- **Jean DAUBIER**, « Le pendule » - Éditions de l'Olympe, 1996
- **Paule DAUDIER**, « Les radicaux libres, voleurs de jeunesse et de vitalité » - Éditions Jouvence, 1997
- **Dr Nicole DELEPINE**, « Le cancer : un fléau qui rapporte » - Éditions Michalo, 2013
- **Dr P. DELORE**, « L'éducation de la santé » - Éditions Flammarion, 1942
- **Adeline DEMESY**, « Les 10 commandements pour mieux vivre son cancer du sein » - Éditions Kiwi, 2020
- **Alice DETOLLENAERE**, « Guérie par ton amour » - Éditions Leduc, 2021
- **Raymond DEXTREIT :**
  - « Conquête et protection de la santé avec la méthode harmoniste » - Éditions Vivre en Harmonie, 1966
  - « Contre les maladies à virus » - Éditions Vivre en Harmonie, 1977
  - « La cure végétale » - Éditions Vivre en Harmonie, 1960
  - « L'argile qui guérit » - Éditions Vivre en Harmonie, 1960
  - « Le chou, ce qu'il fait pour vous » - Éditions Vivre en Harmonie, 1994

- « Regard sur le cancer » - Éditions Vivre en Harmonie, 1994
- Dr Éléonore DJIKEUSSI, « Cancer : maladie génétique ou crise énergétique cellulaire ? » - Éditions Le Souffle d'or, 2022
- Michel DOGNA :
  - « La cure anticancer de Gerson et Kelley » - Éditions Belle Émeraude, 2020
  - « Cancers, Guérir hors protocoles » - Autoédition
- Géraldine DORMOY, « Un cancer pas si grave » - Éditions Leduc, 2020
- Dr Philippe DRANSART, « Renaître à la vie pour guérir d'un cancer » - Éditions Le Mercure Dauphinois, 2018
- Dr Julien DROUIN, « Cancer, et si nos émotions pouvaient nous guérir » - Éditions Guy Trédaniel 2019
- Patrick DROUOT, « La révolution de la médecine vibratoire » - Éditions Guy Trédaniel , 2023
- Dr Alain DUMAS et Dr Éric MENAT, « Cancer, être acteur de votre traitement » - Éditions Leduc, 2018
- Marie ELIA, « L'appel du buisson ardent » - Éditions de l'Émeraude, 2019
- Giulia ENDERS, « Le charme discret de l'intestin » - Éditions Actes Sud, 2015
- Elida EVANS, « A psychological study of cancer" – Editions New York, Dodd, Mead and Company, 1926
- Fred EVRARD, « Mon système immunitaire m'a sauvé du cancer » - Autoédition
- Danièle FESTY, « Ma bible des huiles essentielles » - Éditions Leduc, 2008
- Dr Janine FONTAINE :
  - « La médecine des chakras » - Éditions Robert Laffont, 1993
  - « Nos 3 corps et les 3 mondes » - Éditions Robert Laffont, 1986
- Dr Jason FUNG, « Les lois du cancer » - Éditions Eyrolles, 2022
- Shakti GAWAIN, « Techniques de visualisation créatrice » - Éditions J'ai Lu, 1984
- H.-Ch. GEFFROY, « Le secret de la santé » – Autoédition, 1954
- Dr Dominique GEORGET-TESSIER, « Cancer et alimentation » - Éditions Utovie, 2012
- Charlotte GERSON, « Guérir avec la méthode Gerson » - Éditions Guy Trédaniel, 2017
- Dr Anne-Marie GIRAUD, « Cancer et souffrance de l'âme » - Éditions Quintessence, 2018
- Anne GIVAUDAN, « Lecture d'auras et soins esséniens » - Éditions S.O.I.S, 1997
- Irène GROSJEAN, « La vie en abondance » - Éditions Biovie, 2019
- Dr Ryke Geerd HAMER, « Introduction à la Médecine Nouvelle : Psychisme - Cerveau – Organe » - Éditions ASAC, 1988
- Pierre HAMMOND, « La guérison à portée de la main » - Edition Le Grand Livre du Mois, Presses de la Renaissance, 2001
- Marie DE HENNEZEL :
  - « La mort intime » - Éditions Robert Laffont, 1995
  - « Mourir les yeux ouverts » - Éditions Albin-Michel, 2005
- Alexandra HENRION-CAUDE, « Les apprentis sorciers » - Éditions Albin Michel, 2023

- Hippocrate, « L'art de la médecine » - Éditions GF Flammarion, 1999
- Elisabeth Hobert, « Prévenir et guérir le cancer » - Éditions Chantecler, 1981
- Pr Lucien Israël, « Le cancer aujourd'hui » - Éditions Grasset, 1976
- Emilie Jochymek-Schaer (collectif), « Plus cérébrale que nous, tumeur ! La rage de vivre malgré la maladie » - Éditions Le Cherche Midi, 2023
- Pr Henri Joyeux :
  - « Changez d'alimentation » - Éditions le Livre de Poche, 2016
  - « Guérir enfin du cancer » - Éditions du Rocher, 2010
- Dr Matthias Kamp, « Bruno Gröning, révélation dans la médecine » - Éditions Grete Häusler, 2008
- Leslie Kenton, « L'énergie du cru » - Éditions Jouvence Santé, 1995
- Pr David Khayat, « Vous n'aurez plus jamais peur du cancer » - Éditions Albin Michel, 2018
- Daniel Kieffer :
  - « L'homme empoisonné » - Éditions Jacques Grancher, 1993
  - « Naturopathie » - Éditions Jacques Grancher, 2010
  - « Régénération intestinale » - Éditions Jouvence Santé, 2011
- Ilios Kotsou et Caroline Lesire, « Se changer, changer le monde » - Éditions J'ai Lu, 2013
- Dr Catherine Kousmine, « Soyez bien dans votre assiette » - Éditions Tchou, 1980
- Min-Jung Kym et Dr Alain Toledano, « La musique pour dépasser le cancer » - Éditions Hermann, 2021
- Pr Henri Laborit, « Biologie et structure » - Éditions Gallimard, 1987
- Dr Philippe Lagarde, « Tout savoir sur le cancer » - Éditions Favre, 1998
- Drs Idir & Salim Laïbi, « Vitamine C liposomale et cancer » - Éditions Fiat Lux, 2020
- Jacques La Maya, « La médecine de l'habitat » - Éditions J'ai Lu, 2005
- Pr Raymond Lautie, « Soyez belle vraiment » - Éditions Vie et Action, 1972
- M. Lavarenne et Dr Jean Lavarenne, « Le traitement médical de la mauvaise scolarité et du mauvais caractère » - Éditions Magnard, 1956
- Dominick Leaud-Zachoual, « La naturopathie au quotidien » - Éditions Trédaniel, 2011
- Pr Michel Le Joyeux, « Les quatre temps de la renaissance » - Éditions Le Livre de Poche, 2020
- Dr Bruce H. Lipton, « Biologie des croyances » – Éditions Ariane, 2006
- Alain de Luzan, « Votre santé en lieu sûr » - Éditions Le Courrier du Livre, 2012
- Dr Anne MacGregor, « Ménopause » - Éditions Modus Vivendi, 2014
- André Mahe, « Ma cure de rajeunissement » – Éditions du Seuil, 1956
- P.V. Marchesseau :
  - « La pensée qui guérit » - Éditions Spirvie Natura, 1980
  - « Qu'est-ce que la naturopathie » - Éditions Spirvie Natura, 1980
  - « Vaincre le cancer » - Autoédition, 1984
- Désiré Merien :

- « Le corps humain » - Éditions Lanore, 2015
- « Les régimes alimentaires » - Éditions Nature et Vie, 1982
- « La détoxination par paliers » - Éditions Jouvence, 1994

- **Daniel MEUROIS et Anne GIVAUDAN :**
  - « Chronique d'un départ », - Edition S.O.I.S., 2000
  - « Les robes de lumière, lecture d'auras et soins par l'esprit » - Éditions Ariste, 1987

- **Dr Mireille MEYER**, « L'hypnose » - Éditions Eyrolles, 2014

- **Pr Andreas MICHALSEN**, « Guérir avec les forces de la nature » - Éditions Albin-Michel, 2019

- **Rémi MOHA**, « La synergie alimentaire » - Éditions Lanore, 2023

- **Maïté MOLLA-PETOT**, « Harmonisation globale pour l'animal » - Éditions Bussières, 2017

- **Dr Jean-Loup MOUYSSET**, « Devenir acteur de sa guérison » - Éditions Mosaïque – Santé, 2014

- **Dr Jean-Loup MOUYSSET** et **Jean-Yves EICHAKER**, « Du cancer vers la santé : Efficacité de l'Accompagnement Thérapeutique » - Éditions Mosaïque – Santé, 2020

- **Sandrine MÜLLER-BOHARD**, « L'énergie invisible du corps » - Éditions Poche Marabout, 2020

- **Maurice NICOLE** (en collaboration avec **Katherine DUPONT**), « Tuer le cancer sans tuer le patient » - Éditions Quintessence, 2020

- **Michel ODOUL :**
  - « Dis-moi où tu as mal, je te dirai pourquoi » - Éditions Dervy, 1996
  - « Dis-moi où tu as mal, le lexique » - Éditions Albin Michel, 2003

- **Dr Pierre OUDINOT**, « La médecine et les sciences secrètes » - Éditions Dangles, 1946

- **Adeline PASTEUR**, « Mon cancer, quelle chance ! » - Éditions Mama, 2023

- **André PASSEBECQ**, « Les facteurs naturels de santé » - Éditions de la Nouvelle Hygiène, 1956

- **Dr Victor PAUCHET**, « Restez jeunes » - Éditions Oliven, 1928

- **Dr Édouard PELISSIER**, « Les recettes scientifiques de la longévité heureuse » - Éditions Odile Jacob, 2015

- **Jean PELISSIER**, « Prévenir le cancer avec la médecine traditionnelle chinoise » - Éditions Albin Michel, 2017

- **Dr Antoine PIAU**, « 24h dans la vie du corps humain » - Éditions du Rocher, 2020

- **Georges PINQUE**, « Le cancer cet inconnu » - Éditions Guy Tredaniel, 2005

- **Isabelle PION**, « Accompagner la chimiothérapie » - Éditions Quintessence, 2011

- **Freddy POTSCHKA**, « Toute la kinésiologie » - Éditions Le Souffle d'or, 2008

- **Dr Thérèse QUILLE :**
  - « Harmonisation Globale » - Éditions DOM, 2015
  - « Livre d'approfondissement en Harmonisation Globale » - Éditions DOM, 2020

- **Claudia RAINVILLE**, « Métamédecine, la guérison à votre portée » - Éditions Guy Trédaniel, 1995

- **Pr Didier RAOULT**, « Mieux vaut guérir que prédire » - Éditions Michel Lafon, 2017
- **Marcel ROUET**, « Une ligne parfaite en soignant vous-même votre cellulite » - Éditions de l'Ermite, 1948
- **Dr Yann ROUGIER**, « Se programmer pour guérir » - Éditions Albin-Michel, 2010
- **Dr Frédéric SALDMANN**, « On n'est jamais mieux soigné que par soi-même » - Éditions Plon, 2020
- **Nadine SARRION**, « L'envol » - Éditions Le Lys Bleu, 2021
- **Dr Laurent SCHWARTZ**, « Les clés du cancer » - Éditions Thierry Souccar, 2022
- **Florence SCOVEL SHINN**, « Le jeu de la vie » - Éditions Octave, 2011
- **Inna SEGAL**, « Le langage secret de votre corps » - Éditions Guy Trédaniel, 2016
- **Antoine SENANQUE**, « Guérir quand c'est impossible » - Éditions Hachette livre (Marabout), 2018
- **David SERVAN-SCHREIBER:**
  - « Anti-cancer » - Éditions Robert Laffont, 2007
  - « Guérir » - Éditions Robert Laffont, 2003
  - « Notre corps aime la vérité », - Éditions Robert Laffont, 2012
- **Dr Arthur K. SHAPIRO et Dr Elaine SHAPIRO**, « The powerful Placebo » - Éditions Johns Hopkins University Press, 2000
- **Rupert SHELDRAKE**, « Réenchanter la science » - Éditions J'ai Lu, 2012
- **Dr Hiromi SHINYA**
  - « La méthode Shinya » - Éditions Guy Trédaniel, 2017
  - « Tout se joue dans l'intestin » - Éditions Guy Trédaniel, 2005
- **Dr Bernie SIEGEL**, « L'amour, la médecine et les miracles » - Éditions J'ai Lu, 1989
- **Sylvie SIMON** :
  - « Vaccination : l'overdose » - Éditions Déjà, 1999
  - « Votre santé n'intéresse que vous » - Éditions Dangles, 2010
- **Dr Carl SIMONTON, Stephanie MATTHEWS SIMONTON, James CREIGHTON**, « Guérir envers et contre tout » - Éditions Desclée de Brouwer, 2000
- **Thierry SOUCCAR**, « Lait, mensonges et propagandes » - Éditions Thierry Souccar, 2007
- **Siranus SVEN VON STADEN**, « Petit manuel pratique de guérison quantique » - Éditions Contre-Dires, 2020
- **Dr Christian TAL SCHALLER**, « Sortez de l'hypnose collective » - Éditions Lanore, 2019
- **Guy TENENBAUM**, « Cancer terminal, comment j'ai guéri de l'impossible ? » - Éditions Exuvie, 2021
- **Saverio TOMASELLA**, « Ne passez pas à côté de votre vie » - Éditions Flammarion, 2020
- **Dr Kelly A. TURNER**, « Les 9 clés de la rémission » - Éditions J'ai Lu, 2017
- **James VAN PRAAGH**, « Dialogue avec l'au-delà » - Éditions J'ai Lu, 1999
- **Christopher VASEY**, « Manuel de détoxication » - Éditions Jouvence, 2003
- **Dr Jean-Pierre WILLEM** :
  - « Le jeûne » - Éditions Trédaniel, 2014

- « Le secret des peuples sans cancer » - Éditions du Dauphin, 2016
- **Rika ZARAÏ**, « Ma médecine naturelle » – Éditions Carrère, 1995